Dr H. SANSON
Médecin Stagiaire au Val-de-Grâce.

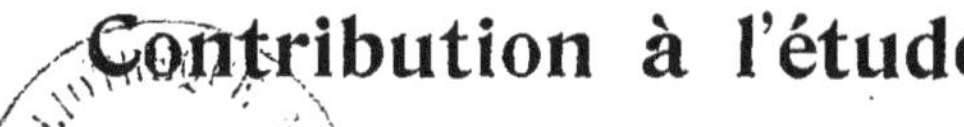

# Contribution à l'étude de la Laparotomie Rectale

LYON. — IMP. A. REY

# CONTRIBUTION A L'ÉTUDE

DE LA

# LAPAROTOMIE RECTALE

# CONTRIBUTION A L'ÉTUDE

DE LA

# LAPAROTOMIE RECTALE



PAR

Le Dr Hippolyte SANSON
Médecin Stagiaire au Val-de-Grâce.

LYON
A. REY, IMPRIMEUR-ÉDITEUR DE L'UNIVERSITÉ
4, RUE GENTIL, 4

1905

A LA MÉMOIRE DE MON PÈRE

A MA MÈRE

*Qu'il me soit permis de lui dire ici combien je l'aime et je l'admire pour ses incomparables qualités de cœur. Que ce modeste travail lui soit un gage de mon infinie reconnaissance.*

A MA GRAND'MÈRE

A MES PARENTS

A MES AMIS

**A mon Président de Thèse**

M. LE PROFESSEUR SOULIER

Professeur de Thérapeutique à la Faculté de Médecine de Lyon,
Médecin Honoraire des Hôpitaux.

A MONSIEUR LE PROFESSEUR AGRÉGÉ TIXIER

Chirurgien des Hôpitaux.

# INTRODUCTION

Les études si complètes que l'on a faites à notre époque de la symptomatologie de l'appendicite ont établi dans l'esprit des chirurgiens cette notion assez nette que l'on se trouve en présence d'une maladie dont la physionomie clinique est essentiellement variable et revêt d'un malade à l'autre des caractères différents. On ne saurait évidemment mettre en doute que la virulence du germe qui pullule dans ce cæcum de cæcum qu'est l'appendice vermiculaire et que la résistance de l'organisme par ses humeurs et ses phagocytes sont souvent les principaux facteurs dont dépend la victoire, mais il n'en est pas moins vrai que les conditions anatomiques réglant la situation de l'appendice dans l'abdomen par rapport à ses voisins sont des raisons qui suffisent souvent à êtres seules à régler d'une façon plus ou moins heureuse le pronostic des lésions. Dans nulle autre affection peut-être plus que dans l'appendicite n'apparaît plus nettement l'importance des relations de voisinage de l'organe enflammé.

Les maladies de l'appendice doivent forcément revêtir des caractères très différents suivant les différentes positions qu'il occupe dans la cavité abdominale. Or il peut occuper toutes les régions de cette cavité et se trouver en rapport avec une foule d'organes différents. Ainsi s'explique la multiplicité des signes cliniques et la difficulté des diagnostics. Une appendicite donnant une collection purulente du côté du foie donnera des symptômes différents de ceux que donnera un appendice collé contre le rectum et descendant contre le petit bassin. Les chirurgiens ont souvent rapporté l'histoire de malades présentant une tuméfaction douloureuse au niveau du foie accompagnée de symptômes généraux, qui faisaient penser à une cholécystite et qui, à l'intervention, se trouvaient avoir une collection purulente venue d'un appendice haut situé. Pour une femme il peut simuler toutes les collections d'origine génitale, si bien qu'on peut dire que, suivant qu'il se dirige en haut, en bas, à droite, à gauche, l'appendice est à lui seul capable de produire des suppurations dans telle ou telle région de la cavité abdominale et qu'aucune d'elles n'en est à l'abri.

Il est d'un grand intérêt que le clinicien connaisse ces variétés cliniques qui correspondent à des particularité anatomiques différentes. Ces notions lui sont utiles non pas seulement en effet au point de vue scientifique pur ni au point de vue du pronostic, mais surtout au point de vue du traitement qu'il aura à opposer au mal. En effet, à une maladie qui n'est pas une, qui peut porter ses ravages en tous les points de la cavité abdominale, qui se transforme suivant le milieu dans lequel elle évolue, il n'est pas logique d'opposer un traitement unique, dicté par une formule absolue.

Un diagnostic d'appendicite ne doit pas forcément entraîner un traitement semblable, toujours le même, quels que soient les cas envisagés. A la variété des scènes cliniques doit être opposée la variété des interventions. Telle de celles-ci, excellente pour une forme donnée, donnera pour une autre forme des résultats pitoyables, parce que le chirurgien ne se sera pas rendu suffisamment compte des conditions anatomiques qui la caractérisent.

Mais il est une forme particulièrement intéressante au point de vue de la symptomatologie, du diagnostic et du traitement et qui donne naissance à des variétés d'une physionomie toute spéciale. Cette forme d'appendicite pelvienne a été particulièrement bien étudiée par les auteurs américains et surtout lyonnais. Ceux-ci ont contribué dans une très large mesure à en fixer la symptomatologie et surtout les indications et le manuel opératoire. C'est à eux que revient l'honneur d'avoir recommandé d'une façon systématique la laparotomie rectale dans le traitement des appendicites pelviennes, quand l'appendice descend nettement dans le petit bassin, et c'est ce mode de traitement si simple et pourtant méconnu en dehors de Lyon que nous nous proposons d'étudier.

Il est facile de montrer que nous ne faisons que proposer, après nos maîtres lyonnais, l'extension aux suppurations pelviennes de l'homme du traitement des suppurations pelviennes de la femme. En effet, l'appendice descendant dans le petit bassin se présente dans des conditions identiques à celles de la trompe. Dès lors, pourquoi ne pas appliquer aux abcès pelviens de l'homme le traitement des abcès pelviens de la femme, puisque le rectum est là qui remplace le vagin comme voie de drainage.

L'analogie entre un abcès bombant dans le rectum et un abcès bombant dans le Douglas devait frapper les observateurs. Depuis longtemps, avant l'ère antiseptique, on connaît la simplicité du traitement des abcès bombant dans le vagin. Une trompe s'enflamme, elle suppure, le pus se répand dans le péritoine, limité par des adhérences. L'abcès ainsi formé tombe dans les parties déclives et finit par s'enkyster dans le cul-de-sac de Douglas. Le toucher pratiqué à cette période de la maladie montre une muqueuse tendue, rénitente, que l'on ne peut plisser comme à l'état normal, douloureuse et communiquant au doigt des battements. L'incision de cet abcès par voie vaginale donne naissance à un flot de pus fétide, les phénomènes inflammatoires disparaissent. Le drainage par des tubes en croix ou une éponge aseptique, maintenant béante la cavité de l'abcès, achève de vider la poche. Cette péritonite partielle est placée dans les conditions d'un abcès ordinaire, et guérit par une incision sans danger. Cette méthode si simple et pour ainsi dire idéale peut s'appliquer à l'homme par une heureuse transposition. Le chirurgien se trouve ainsi en possession de deux méthodes calquées l'une sur l'autre. On peut, en effet, trouver pour les deux sexes une situation analogue, sinon identique, car les infections n'épargnent pas chez lui la séreuse péritonéale, et les abcès qui s'y forment se comportent de façon semblable. La trompe est ici remplacée par l'appendice, le vagin par le rectum et le cul-de-sac de Douglas par le cul-de-sac vésico-rectal. Même analogie pour les moyens d'exploration : le toucher rectal remplacera le toucher vaginal, le doigt aura les mêmes signes de tuméfaction inflammatoire, chaleur, battement, douleur à la pression. Ces conditions anatomiques identiques devaient naturellement amener l'idée d'une intervention identique. La nature montrait d'ailleurs la route au chirurgien. Souvent l'abcès appendiculaire, arrivé à maturité, crevait dans le rectum et le malade guérissait après avoir évacué des selles abondantes et fétides, souvent même du pus glaireux presque pur.

Cette terminaison heureuse avait frappé les anciens chirurgiens, à une époque où les affections du péritoine avaient un pronostic si sombre. « Quand une péritonite évolue vers le rectum, disait Chassaignac, le malade guérit. »

Nous devons donc dans cette circonstance, comme dans tant d'autres, imiter la nature et proposer, à nos malades atteints d'appendicite pelvienne, la laparotomie rectale. C'est la conduite que nous nous proposons de légitimer dans ce modeste travail, et nous nous efforcerons de montrer, après nos maîtres, combien est avantageuse cette opération bénigne et méconnue.

Nous verrons d'abord que cette méthode est ignorée ou méprisée des auteurs classiques et à qui revient le mérite de s'en être occupé. Dans un deuxième chapitre, nous rappellerons les connaissances anatomo-pathologiques les plus nécessaires pour comprendre l'allure clinique de la maladie et les indications opératoires. Puis nous essaierons d'esquisser la symptomatologie des formes qui relèvent de la voie basse. Nous énoncerons encore les différents procédés opératoires que les auteurs ont proposés pour traiter les abcès pelviens appendiculaires et nous tâcherons de montrer leurs avantages et leurs inconvénients. Nous indiquerons ensuite le manuel opératoire de la laparotomie rectale et ses suites.

Nous indiquerons ses avantages et les objections qui lui ont été faites. Nous terminerons enfin par quelques mots sur quelques-unes de ses indications spéciales.

Chapitre I. — État actuel de la question. Historique.

Chapitre II. — Anatomie pathologique des abcès pelviens.

Chapitre III. — Symptômes particuliers à ces abcès.

Chapitre IV. — Différents procédés de traitement de ces abcès :

*a)* Voie abdominale, inconvénients.

*b)* Voie vaginale, inconvénients.

*c)* Périnéale, inconvénients.

*d)* Parasacrée, inconvénients.

Chapitre V. — Manuel opératoire de la laparotomie rectale. Suites.

Chapitre VI. — Avantages.

Chapitre VII. — Objections.

Chapitre VIII. — Indications spéciales.

Conclusions.

Observations.

CONTRIBUTION A L'ÉTUDE

DE LA

# LAPAROTOMIE RECTALE

---

## CHAPITRE PREMIER

### ÉTAT ACTUEL DE LA QUESTION

Quand on parcourt les auteurs qui se sont occupés des appendicites pelviennes et de leur traitement, on est vraiment étonné de voir combien ces auteurs sont peu nombreux et surtout peu préoccupés d'établir des indications opératoires différentes, suivant les diverses formes cliniques que prend la maladie. Sans doute, l'appendicite est une maladie encore jeune que les chirurgiens ne connaissent bien que depuis une époque relativement récente et c'est là probablement la cause de ces lacunes. Peut-être aussi, quand elle a commencé à se dégager du chaos des typhlites et des pérityphlites, sous l'influence de certains auteurs trop dogmatiques et trop absolus, s'imagina-t-on qu'il n'existait pas de maladie plus semblable à elle-même et dont le traitement fût moins à discuter. Après une période d'engouement opératoire exagéré, on en vint à discuter la question de l'opérabilité de l'appendicite, mais une fois l'opération décidée, on ne s'inquiéta guère de savoir si toutes les formes cliniques de l'appendicite exigeaient le même traitement ou si ses différentes formes ne posaient pas des méthodes opératoires dissemblables. La plupart des auteurs ne songent guère qu'à l'appendicite classique avec abcès dans la fosse iliaque et, s'ils hésitent encore sur les procédés opératoires, c'est pour savoir s'ils préféreront l'incision de Jalaguier à l'incision de Roux. Il suffit de jeter un coup d'œil sur la littérature médicale de ces dernières années pour voir toute l'indifférence dans laquelle, ailleurs qu'à Lyon, on tient les opérations par la voie basse, en particulier la laparatomie rectale.

Certains auteurs paraissent d'autant moins partisans de la voie basse qu'ils semblent, dans leurs ouvrages, ignorer les positions déclives de l'appendice ou les considérer comme exceptionnelles. Guinard (*Traité de chirurgie,* 1899) ne décrit pas les symptômes ni le traitement de l'appendicite pelvienne ; les abcès qui fusent dans le petit bassin ne sont pour lui l'objet d'aucune considération particulière. Si un abcès occupe une position basse, des mèches introduites dans sa cavité par l'incision abdominale suffiront bien à le drainer par capillarité. Nous verrons combien il faut peu tenir compte du drainage quand l'ouverture de la poche ne correspond pas au point déclive, combien dans ces cas-là il est illusoire et peut devenir la source de suppurations interminables qui affaiblissent le malade presque au même titre qu'un malade non opéré.

Monod et Vanverts *(Archives générales de Médecine*, 1898, et *Technique opératoire*, 1902) nous montrent beaucoup moins d'exclusivisme. Ils reconnaissent que l'intervention par la voie basse a des avantages incontestables, mais ils tiennent la laparotomie rectale pour une méthode peu recommandable et toutes leurs préférences vont à la laparotomie vaginale. Ils font à l'ouverture du cul-de-sac vésico-rectal chez l'homme toute une série d'objections que l'expérience clinique des chirurgiens qui les ont suivies va nous permettre de réfuter.

« A en juger par ce cas malheureusement unique, mais en tenant compte de ceux d'ouverture spontanée par le rectum suivis de guérison, nous devons considérer la voie rectale comme susceptible de donner de bons résultats dans l'ouverture des abcès pelviens.

« Nous ne pouvons cependant considérer l'incision rectale comme une méthode de choix.

« Elle constitue une opération aveugle dans laquelle le chirurgien ne peut guère se guider que sur ses doigts.

« Elle ne permet pas d'assurer le drainage par l'introduction de tubes dans la cavité de l'abcès.

« Elle expose à l'infection de la poche par les matières intestinales qui peuvent y entrer.

« Dans ces conditions nous croyons que, bien qu'elle présente l'avantage d'ouvrir la collection pelvienne en son point déclive, l'incision rectale constitue une méthode d'exception. On ne l'emploiera que dans le cas où l'ouverture spontanée par le rectum sera imminente. » (Monod et Vanverts, *Du traitement des abcès pelviens d'origine appendiculaire. Avantages de l'incision vaginale.)*

Lejars *(Traité de chirurgie clinique)* ne parle que pour mémoire de la voie basse, et encore ne fait-il mention que de la voie vaginale ou prérectale : il ne dit rien de la voie rectale. Pour lui la voie idéale et à peu près constante, celle qu'il faut employer dans l'immense majorité des cas, est la voie iliaque ; par elle on assure un drainage suffisant, on tombe sur la cause même du mal; par elle seule on peut extraire l'appendice et supprimer ainsi toute cause de récidive.

Broca, dans son rapport au Congrès de Bruxelles (1902) sur le traitement de l'appendicite, consacre une étude importante aux abcès qui avoisinent le rectum et qui, en se développant, font tomber sa paroi antérieure. Il considère comme fréquente la disposition de l'appendice en bas et en dedans contre le rectum. Clado indique d'ailleurs que c'est celle que l'on rencontre le plus souvent. Broca est assez partisan de la voie rectale. Une idée intéressante qui ressort de son rapport, c'est que la voie iliaque n'est pas la meilleure dans tous les cas comme le prétend Lejars, mais qu'elle peut devenir effroyablement dangereuse. Supposons, en effet, un abcès d'origine appendiculaire développé autour du rectum et enkysté auprès de lui. Il présente un éloignement considérable de la paroi abdominale et par conséquent en arrière de celle-ci, et, le séparant d'elle, se trouve une portion notable de péritoine sain. Or, ce péritoine sain va se trouver sur le trajet que suivra le chirurgien pour marcher au pus et celui-ci se répandra dans la cavité abdominale où il produira une péritonite généralisée. L'œuvre du chirurgien en pareille circonstance n'aura pas eu d'autre effet que de libérer les adhérences protectrices édifiées par la séreuse qui devaient éviter au malade les dangers d'une inflammation diffuse et totale du péritoine. La voie abdominale paraît, dans une pareille circonstance, un remède pire que le mal et la voie basse s'impose.

Au même congrès de Bruxelles, Sonnenburg présente un rapport où il reconnaît le désavantage de la méthode abdominale et son danger d'infection générale du péritoine, mais il n'ose pas ériger la méthode rectale en une méthode véritablement chirurgicale; il la considère comme un pis-aller et ne l'emploierait, semble-t-il, qu'avec une espèce de crainte, en présence d'un abcès trop profond et quand on ne peut pas faire autrement, l'abcès pointant déjà dans le rectum. Cette répugnance de Sonnenburg s'étend d'ailleurs à tout procédé relevant de la voie basse, qu'il utilise le vagin ou le rectum.

« L'incision de l'abcès par le rectum ou par le vagin, dit-il, ne sera pratiquée que si on a la persuasion de ne pouvoir parvenir à lui sans traverser le péritoine libre. »

Si l'on parcourt la littérature médicale depuis ce Congrès, on trouve chez beaucoup de chirurgiens cette même défiance. Pourtant Roux, de Lausanne, que l'on peut considérer comme un des chirurgiens qui connaissent le mieux la symptomatologie et les indications opératoires des appendicites, est loin de partager ce dédain. Pour lui comme pour les chirurgiens lyonnais, nos maîtres, la voie rectale est une voie sans danger, souvent c'est la seule et c'est la plus logique de toutes pour les formes qui accompagnent les appendices bas situés. Il exprime nettement son opinion par l'intermédiaire d'un de ses élèves dans un article paru dans la *Semaine médicale*, sous le titre : Des indications opératoires dans le traitement de l'appendicite.

« Le type pelvien, dit-il, donne des symptômes d'annexite ou de pelvipéritonite. Il est aussi fréquent chez l'homme que chez la femme, si on le recherche : il se termine la plupart du temps par un abcès du Douglas que l'on perçoit très bien par le toucher rectal. C'est même le signe principal de cette variété d'appendicite, son pronostic est plutôt bénin et souvent la nature l'opère elle-même par ouverture de cet abcès du Douglas dans le rectum. La guérison est la règle.

« Remarquons que, plus une péritonite est en bas dans la cavité péritonéale, plus elle est bénigne. Quand la péritonite s'étend au-dessus du détroit supérieur, elle est beaucoup plus grave. Comme cette appendicite pelvienne est limitée au bassin, elle n'est pas plus grave que la plupart des annexites aiguës que l'on opère quand on veut.

« On incisera là où l'abcès paraîtra le plus accessible, on le traitera comme un vulgaire phlegmon du bassin. Il n'y a pas d'incision à recommander plus spécialement, on suit la règle générale d'aller au pus par la voie la plus directe en ménageant les organes essentiels qu'on pourrait rencontrer. Si l'abcès est dans la fosse iliaque droite, faites l'incision de Roux, mais si l'abcès est dans le petit bassin ou dans le Douglas, la voie rectale ou la voie vaginale trop peu connues et trop peu employées sont les meilleures.

« En effet, l'incision par le rectum n'offre aucun danger, pas plus que la vaginale, car la nature nous l'indique souvent. C'est cette voie qu'elle emploie généralement pour évacuer ces abcès, c'est la voie la plus déclive, et on n'infecte pas davantage l'abcès qui est déjà stercoral. Une seule précaution à prendre est de dilater largement l'anus et d'y mettre le drain anal afin que les gaz ne dilatent pas la poche de l'abcès ». (Gaudin)

Nous allons voir que cette opinion est depuis longtemps l'opinion de l'École chirurgicale lyonnaise qui a contribué à l'étayer de nombreuses considérations théoriques et, ce qui vaut mieux encore, de nombreuses observations cliniques.

---

## *HISTORIQUE*

L'idée première de la laparotomie rectale revient aux chirurgiens américains. Les premiers, ils montrèrent combien est fréquente l'appendicite pelvienne, surtout dans un pays où l'alimentation carnée et l'arthritisme de la race prédisposent dans une forte mesure à l'appendicite, combien seraient différentes sa symptomatologie et surtout son évolution. Souvent ils avaient remarqué que les abcès pelviens fusaient vers le rectum et s'ouvraient spontanément à son intérieur. Cette évolution spontanée leur donna l'idée de faire dans tous les cas ce que faisait quelquefois la nature et, de cette idée, naquit la laparotomie rectale.

Dès 1890, Goerster rapportait dans le *New-York medical Journal* l'histoire clinique d'un jeune homme de dix-huit ans admis à l'hôpital avec des symptômes de péritonite : tympanisme énorme, pas de tumeur, mais une douleur excessivement intense à la pression dans la fosse iliaque droite. Malgré le siège de cette douleur, on ne fit point d'incision abdominale, mais on compléta l'exploration de la cavité abdominale par le toucher rectal. Les chirurgiens américains avaient érigé en règle cette pratique et considéraient qu'elle rendait chez l'homme autant de services que le toucher vaginal chez la femme. Le toucher pratiqué chez ce jeune homme montra une tumeur fluctuante qui repoussait la face antérieure du rectum. Cette tumeur incisée donna issue à une quantité considérable de pus qui sortit à flots par l'anus. On fit selon ce qu'on doit toujours faire pour une collection septique dont on désire éviter la propagation, on assura le drainage par un tube de caoutchouc sortant par l'anus. Ce tube ne fut pas supporté. Nous verrons quelles sont les précautions à prendre pour assurer un drainage permanent qui est parfaitement possible, malgré ce qu'ont dit certains adversaires de la méthode. Le malade quitta l'hôpital parfaitement guéri.

La même année 1890, Stimson publiait, toujours dans le *New-York medical Journal*, une observation absolument identique, et qui montrait un malade atteint de péritonite appendiculaire avec abcès pelvien perceptible au toucher rectal. Dans ce cas, comme dans celui de Goërster, le malade guérit parfaitement par l'incision de la collection effectuée après dilatation du rectum.

Depuis, les observations se multiplièrent. Goërster et Richardson publièrent dans le *New-York medical*

*Journal*, et dans le *Boston medical and surgical Journal* (mars 1892), l'histoire soigneusement recueillie de plusieurs malades, qui bénéficièrent heureusement de la laparotomie rectale sans qu'il soit jamais arrivé d'accident à aucun d'eux, et la méthode devint familière aux chirugiens américains.

Malgré les publications étrangères, la laparotomie rectale n'était guère connue en France jusqu'en 1896, et les rares chirugiens qui la connaissaient n'en parlaient que comme d'une méthode bizarre, aveugle et peu séduisante. En 1896, M. le professeur Jaboulay, eut le mérite de reconnaître tout le parti que l'on pouvait en retirer. Il montra que c'était la voie suivie par la nature et, pour la première fois en France, opéra par le rectum un abcès pelvien d'origine appendiculaire qui se présentait dans des conditions identiques à ceux des malades de Goërster, de Stimson et de Richardson. Le malade guérit parfaitement sans complications d'aucune sorte. Dans le *Lyon médical* du 29 mai 1898, il fit ce que n'avaient pas suffisamment fait les chirugiens qui l'avaient précédé, il discuta et régla les manœuvres opératoires de la laparotomie rectale et chercha des améliorations au procédé des anciens auteurs.

Depuis cette époque, l'attention fut attirée vers ce point important du traitement des appendicites, on prit l'habitude de faire une exploration complète de la cavité abdominale non seulement par la paroi abdominale elle-même, mais par le toucher rectal, et de nombreuses observations vinrent confirmer les résultats des chirurgiens américains. On apprit ainsi à mieux connaître les appendicites pelviennes par les travaux des élèves du Professeur Jaboulay, Molin, Onin (1898).

Plus récemment, MM. les professeurs agrégés Bérard et Patel, dans un travail très complet paru dans la *Revue de gynécologie et de chirurgie abdominale*, 1903, ont montré la supériorité incontestable de la laparotomie rectale sur tous les autres procédés de traitement des appendicites pelviennes. Ils ont publié une statistique portant quarante-quatre guérisons sur quarante-quatre cas. Il ne s'agit donc pas de séries heureuses comme on aurait pu l'objecter aux travaux plus anciens, qui portaient sur un nombre assez restreint d'observations.

Pendant notre stage hospitalier, nous avons souvent vu notre maître, M. le professeur agrégé Tixier, employer cette méthode et nous avons toujours vu une guérison parfaite s'ensuivre, sans qu'aucun inconvénient, aucune gêne, aucune cicatrice faisant du malade un infirme vînt gâter pour l'opéré et pour le chirugien la joie de la guérison. Tout récemment, dans un article des *Archives générales de Médecine*, il a fait paraître des observations intéressantes que nous publions à la fin de notre travail (Quatre cas d'abcès appendiculaires opérés par la voie basse, Tixier et Gauthier, *Archives générales de Médecine*, mai 1904.)

Cette méthode tend d'ailleurs à s'étendre en dehors de Lyon. A la Société de chirurgie de Paris, dans la séance du 21 juin 1904, M. Chaput recommande la voie basse, il est appuyé par M. Paul Régnier, et fait ressortir tous les inconvénients des laparotomies iliaques pour les abcès franchement pelviens *(Bulletin de la Société de chirurgie* du 21 juin 1904.

# CHAPITRE II

## ANATOMIE PATHOLOGIQUE

Avant d'entamer l'étude de la méthode elle-même, il est, croyons-nous nécessaire de posséder quelques notions sur la situation des abcès pelviens d'origine appendiculaire. Ces notions nous paraissent indispensables pour comprendre les indications opératoires et les manœuvres chirurgicales préconisées par les chirurgiens américains et lyonnais. Elles nous permettront de mieux comprendre les procédés proposés jusqu'ici par les auteurs, les avantages que ceux-ci leur reconnaissent et les objections que nous pourrons leur faire.

L'abcès pelvien (33 pour 100 des cas) ne se présente pas toujours avec les mêmes caractères pathogéniques et anatomo-pathologiques. Tantôt il s'agit d'un abcès péri-appendiculaire ou juxta-appendiculaire développé autour d'un appendice malade, enflammé, perforé ou gangrené, tantôt il est à une distance assez grande de l'organe qui lui a donné naissance et semble même, au premier abord, n'avoir avec lui aucune connexion, c'est ce que Piard appelle les abcès à distance, mais proches. Généralement, un abcès péri-appendiculaire, celui qui baigne un appendice nécrosé est une collection intra-péritonéale, c'est une péritonite enkystée d'origine appendiculaire qui peut donner naissance par rupture des adhérences à une péritonite généralisée. Ce n'est que d'une façon exceptionnelle que l'on peut trouver la cavité péritonéale intacte dans toute son étendue, la collection étant extrapéritonéale, donnant ce que Monod et Vanverts appellent une para-appendicite purulente, la pérityphlite des anciens auteurs.

Mais, la notion la plus importante que peut nous donner l'anatomie pathologique des abcès pelviens a trait à la situation de l'abcès dans la cavité abdominale et à ses rapports avec la poche primitive dont est partie l'infection. L'abcès, quoique franchement d'origine appendiculaire, peut sembler n'affecter aucun rapport avec l'appendice. Si, au contraire, l'appendice appartient à la variété basse, s'il descend en dedans vers le petit bassin, il affecte au contraire avec lui des rapports intimes, il peut l'entourer de tous côtés et donner des poches purulentes extrêmement fétides renfermant un appendice en lambeaux. Quelle est la fréquence relative de ces dispositions? Peut-il y avoir indépendance absolue, peut-on avoir un abcès pelvien sans communication avec le foyer primitif iliaque ou bien y a-t-il toujours trace de la traînée de pus? L'appendicite peut-elle être exclusivement pelvienne ou bien n'y a-t-il que des appendicites iliaques à diverticules pelviens? Dormoy pense qu'il n'y a que des appendicites à forme pelvienne et qu' « elles se revêtent toujours par une douleur à la pression dans la fosse iliaque droite et par une tuméfaction dans ce même siège » (Dormoy, *De l'appendicite à forme pelvienne*, Lyon, 1897).

Mais, la clinique nous montre qu'il existe des abcès uniquement pelviens et, le même auteur cite avec Villard et Maurice Pollosson des cas dans lesquels on ne trouve aucune espèce de signe dans la fosse iliaque. En pratique, nous distinguerons donc des abcès iliaques à diverticules pelviens et des abcès purement pelviens qui ont perdu toute relation avec la fosse iliaque. L'existence de ces abcès purement pelviens nous montre combien serait illusoire le traitement classique par l'incision de Roux ou de Jalaguier.

Rotter déclare à l'encontre de Dormoy, qu'il n'y a pas de diverticules pelviens, qu'il n'a jamais trouvé que des abcès nettement distincts. Cette opinion est évidemment exagérée : la clinique nous montre, en effet, des abcès iliaques vidés et uéris par l'incision rectale. Ces abcès iliaques à diverticules pelviens existent donc. Ils peuvent revêtir les formes les plus variées, on peut rencontrer une poche continue et de diamètre sensiblement égal en tous les points de son trajet. Souvent, on trouve deux grandes poches, une poche abdominale et une poche pelvienne réunies par un étroit goulet qui s'écrase sur le détroit supérieur, quelquefois, on rencontre, comme le signalent Bérard et Patel, une forme très curieuse, la forme en champignon. Il est constitué par deux poches situées à droite et à gauche dans chaque fosse iliaque réunies sur la ligne médiane et plongeant dans le Douglas, comme un champignon ou un clou qui reposerait par sa tête sur le contour du détroit supérieur et s'enfoncerait dans le cul-de-sac vésico-rectal.

Quels sont maintenant les rapports de l'appendice

avec les organes voisins? Il peut y avoir relation avec tous les organes de la cavité abdominale et on a signalé récemment l'ouverture des abcès appendiculaires dans la vessie. Mais ce sont là des complications exceptionnelles et ce sont les rapports avec l'intestin grêle et le gros intestin qui sont les plus importants. L'appendice peut quelquefois adhérer au rectum. Les auteurs ont signalé la reconnaissance par le toucher rectal d'un cordon assez long qui remonte dans la cavité abdominale et qui donne bien la sensation de l'appendice. Deux fois M. le professeur agrégé Tixier a fait devant nous ce diagnostic. Souvent, cette adhérence a amené la formation d'une fistule appendiculo-rectale et on a vu dans certains cas l'appendice gangréné s'éliminer par le rectum.

Quelquefois on ne trouve pas l'appendice dans la cavité de l'abcès, mais on sent au fond de la poche une masse mollasse qui n'est autre que les parois du gros intestin. Bérard et Patel ont publié récemment une observation où l'opération permit le diagnostic de plaquage de l'S iliaque sur le rectum. Ceci nous prouve que toutes les fois que le toucher rectal montre, au lieu de la tuméfaction résistante des abcès, une masse molle, il faut inciser avec précaution les tuniques du rectum et introduire le doigt dans la plaie pour repousser cette masse.

Les rapports les plus importants de l'abcès pelvien sont les rapports qu'il affecte avec l'intestin grêle. C'est en effet cet organe qui forme le toit de l'abcès. Ses anses s'agglutinent à la face supérieure de la collection et empêchent la dissémination du pus. Les adhérences qui les unissent sont très solides, et il est très rare qu'elles se rompent. Ainsi considéré, l'abcès pelvien d'origine appendiculaire présente les plus grandes analogies avec un abcès pelvien d'origine génitale, à un pyosalpinx. C'est le même toit formé par les anses intestinales agglomérées, avec un organe analogue qui entretient la suppuration dans un cas, l'appendice, dans l'autre la trompe, au voisinage d'une cavité naturelle, dans un cas le rectum, dans l'autre le vagin. Pourquoi ne ferait-on pas dans un cas ce que l'on fait dans l'autre, la laparotomie rectale au lieu de la laparatomie vaginale ?

---

# CHAPITRE III

## SYMPTOMATOLOGIE

Nous n'avons pas l'intention de refaire la symptomatologie déjà si complexe des appendicites, qui se trouve aujourd'hui dans tous les classiques. Nous voulons seulement indiquer quelques particularités que présentent les malades atteints de suppurations pelviennes.

Les symptômes généraux ne présentent rien de spécial. Ils sont d'ailleurs d'une intensité très variable. Pourtant ce sont généralement des symptômes à grand fracas. Douleur brusque et très intense, température élevée, vomissements, météorisme ; dans le plus grand nombre de cas constipation. Mais ce qui caractérise d'une façon assez nette l'accès pelvien bombant vers le rectum, ce qui doit attirer l'attention du chirurgien du côté de cet organe, c'est l'existence d'une sorte de dysenterie. L'appendicite pelvienne, celle qui est justiciable de la laparotomie rectale est une appendicite à signes rectaux. Ces signes ont une grande importance diagnostique, car il arrive souvent que l'exploration iliaque ne donne rien. Ces malades ne présentent pas de diarrhée véritable, le dysentérique est un constipé. Ils éprouvent de la pesanteur dans le périnée qu'accompagnent des lancées douloureuses, ils ont des épreintes, des faux besoins, la sensation d'une selle prochaine, sans qu'ils puissent arriver à expulser autre chose que des glaires semblables à des selles dysentériques. Ils sont en somme, au point de vue des symptômes, dans une situation analogue à celle des malades atteints de prostatite suppurée. Leurs selles présentent des modifications très intéressantes. Ce ne sont pas des matières fécales, mais des glaires de couleur marron, épaisses comme de la gelée de pommes, panachées de stries sanguines, et qui témoignent d'une inflammation du rectum par voisinage. Quelques malades présentent de la diarrhée, et M. le professeur agrégé Tixier en a observé plusieurs exemples. Mais cette diarrhée tient alors à un mauvais état général, chez un sujet émacié par des suppurations interminables, ou peut tenir seulement à l'abondance des glaires.

Cette symptomatologie un peu spéciale, ces signes de rectite doivent, en toute circonstance, inviter le chirurgien à pratiquer sans tarder, le toucher rectal. Sans lui il est en effet impossible de faire une exploration complète de la cavité abdominale, de se rendre compte de l'existence d'un abcès, de ses dimensions, de sa forme et, si l'on peut s'exprimer ainsi, de sa maturité. Il faut même associer au toucher rectal la palpation combinée de la paroi abdominale qui permet d'apprécier l'importance de la collection. Ces manœuvres doivent être faites avec la plus grande douceur pour éviter la rupture des adhérences qui limitent la poche. Dans ces conditions, il est bien rare que le chirurgien n'ait pas à se louer de cette ligne de conduite.

Si donc le chirurgien introduit son doigt dans le rectum, il sent une muqueuse gonflée, tendue et animée de battements. S'il l'explore dans tous ses détails en remontant le plus haut possible, il ne tarde pas à sentir une tuméfaction considérable sur la paroi antérieure du rectum. Souvent cette tuméfaction obstruera plus de la moitié de la lumière. En outre, la muqueuse a perdu de sa mobilité et de sa consistance. Elle ne glisse pas sous le doigt, ne peut se plisser comme à l'état normal, et donne la sensation du carton mouillé ; elle ressemble, en somme, à la muqueuse de Douglas qui renferme un abcès. Si on explore attentivement la tuméfaction on trouve, dans les jours suivants, un point central qui se ramollit. C'est le moment d'intervenir et de délivrer le malade avant d'attendre les complications toujours possibles de l'infection. L'abcès est mûr, le chirurgien doit l'inciser suivant une technique que nous indiquerons plus loin. Un flot de pus extrêmement fétide jaillit et le malade est presque immédiatement soulagé.

---

## CHAPITRE IV

### DES DIFFÉRENTS PROCÉDÉS DE TRAITEMENT OPPOSÉS A LA LAPAROTOMIE RECTALE

Parmi les nombreux procédés de traitement employés par les auteurs contre les abcès pelviens d'origine appendiculaire, celui qui vient le plus naturellement à l'esprit et qui est employé d'ailleurs par la majorité des auteurs est évidemment l'ouverture de la paroi abdominale par les incisions classiques, l'incision de la ligature de l'iliaque externe ou incision de Roux, et l'incision le long du bord externe du grand droit ou incision de Jalaguier. Les premiers opérateurs avaient, en effet, en vue, moins l'ouverture d'un abcès pouvant tuer le malade par des complications que l'extirpation de l'appendice. Celui-ci était, en effet, la cause de la maladie et celle-ci devait disparaître quand il disparaîtrait et il n'y avait évidemment pas d'incision plus propre à le mettre au jour que l'incision iliaque. L'expérience clinique a montré depuis que l'appendicectomie est une indication relativement secondaire et que la première idée du chirurgien doit être de conjurer l'orage péritonéal. C'est celui-ci, en effet, qui, si l'on n'intervient pas d'nne façon précise par l'incision de l'abcès menace les jours du malade. Ce n'est donc pas contre l'appendice que doivent être dirigées les manœuvres du chirurgien, mais contre les abcès qui en dérivent. Or, comme ces abcès présentent dans l'abdomen une situation multiple, il faudra les inciser et les drainer par des méthodes différentes suivant leur situation. De cette idée sont nés les procédés d'intervention par la voie basse, la laparotomie parasacrée, périnéale, vaginale, ischiorectale, que nous examinerons successivement et enfin celui que nous croyons être le meilleur de tous, la laparotomie rectale.

Songeons en effet un instant à la disposition possible des abcès dans la cavité abdominale. Supposons un abcès iliaque sans diverticules dans le bassin ou présentant des diverticules haut situés, l'incision abdominale donnera de bons résultats, l'incision tombera d'emblée sur la poche ; on pourra exciser l'appendice si on le trouve, on pourra faire un drainage facile et efficace puisque, dans ce cas, il s'effectuera de haut en bas. Ainsi, les statistiques portant sur des abcès uniquement iliaques portent-elles un nombre de guérisons considérable. Mais supposons, ce qui est fréquent, 37 pour 100 d'après certains auteurs, que la poche iliaque ait fusé dans le petit bassin, de façon par exemple à donner un abcès à cheval sur le détroit supérieur, l'incision abdominale ouvrira bien l'abcès, le pus s'échappera en assez grande quantité, le malade sera soulagé, on pourra nettoyer la poche avec des mèches ou avec des drains, mais le drainage s'effectuera dans de mauvaises conditions, puisqu'il se fera de bas en haut et que malgré les mèches le pus n'a aucune tendance à remonter. Or, ce qui est important dans le traitement des appendicites ce n'est pas tant l'appendicectomie que le drainage de la cavité abdominale. Le chirurgien pourra s'imaginer avoir guéri son malade, celui-ci conservera dans son abdomen une poche purulente qui l'infectera, il aura de la température, il ne sera pas guéri, la poche n'aura aucune tendance à se vider. Sans doute, certains chirurgiens prétendent qu'après avoir évacué le pus de la portion iliaque, il suffit de bourrer la seconde poche avec des mèches, de faire pour ainsi dire une sorte de Mickulicz pour donner le drainage par capillarité. Mais on peut répondre que la poche pelvienne est souvent la plus importante, on voit des abcès qui remplissent tout le petit bassin. Dans ces cas-là, les mèches ne suffisent pas à tarir la suppuration, le pus continue à séjourner et le malade à faire de la résorption purulente, tant qu'une contre-ouverture ne l'aura pas guéri par un drainage effectué de haut en bas. Et ceci n'est pas une simple vue de l'esprit, car des observations cliniques suivies d'autopsies montrent des malades opérés ayant encore dans leur abdomen une vaste collection que l'opération n'avait pu vidée. Dormoy, Esnault en citent de nombreux cas.

Supposons maintenant que l'abcès soit uniquement pelvien. Dans quelle situation se trouvera le chirurgien, quand il aura ouvert la paroi abdominale et qu'il sera en face du péritoine ? Il n'y a pas d'abcès iliaque, il sera donc séparé de l'abcès par une portion considérable du péritoine sain ; il devra mobiliser ces anses saines et enfin derrière elles il apercevra le toit de l'abcès formé par le péritoine épaissi et semé de ces traînées blanchâtres qui trahissent la présence prochaine du pus. Que fera-t-il? Refermera-t-il le ventre ou ouvrira-t-il l'abcès, en provoquant l'accès du pus dans toute la portion du péritoine restée saine, avec toutes les conséquences que l'on sait? Evidemment, cette méthode, comme le dit Broca, est « horriblement dangereuse », et mieux vaudrait l'expectation, le traitement médical, la nature ne pouvant faire pire qu'ouvrir la collection en plein péritoine.

Les chirurgiens ont si bien compris cet effroyable danger, qu'il n'en est guère qui recommandent l'ouverture immédiate de l'abcès. Quénu a essayé de tourner la difficulté en proposant l'opération en deux temps. Il fend la paroi abdominale, écarte les anses saines et s'arrête sur le toit de l'abcès sans l'ouvrir. Il bourre la cavité qu'il a formé dans le ventre en écartant les anses, avec des tampons qui vont de l'ouverture pariétale jusqu'à l'abcès. Il espère qu'au contact des tampons, les anses saines s'agglutineront et formeront des adhérences qui protègeront la grande cavité péritonéale. Dans un deuxième temps, il peut ouvrir l'abcès, qui se trouve dans les conditions d'un abcès situé derrière la paroi.

Mais qui ne verra qu'une telle méthode présente l'inconvénient fondamental de l'insuffisance du drainage? Et d'ailleurs, est-on bien sûr que le tamponnement de Quénu préserve de l'inondation péritonéale? Les adhérences peuvent ne pas se former. C'est une opération compliquée et aléatoire, car si les anses ne s'agglutinent pas, le malade reste exposé aux dangers de la péritonite. Cette opération n'est plus acceptée par les chirurgiens.

Une méthode pour éviter la péritonite généralisée, et qui est due à Pozzi, est la méthode sous-péritonéale. On décolle le péritoine comme pour la ligature de l'iliaque externe, le plus loin possible, et on trouve l'abcès en dehors de lui (Broca, Gouilloud, Borrowski). Sans doute, cette méthode est beaucoup moins dangereuse que la méthode de Quénu. Nous avons vu plusieurs fois notre maître, M. le professeur agrégé Tixier, ouvrir des collections pelviennes en dehors du péritoine, toujours avec un égal succès. Mais elle n'échappe pas au reproche de l'insuffisance du drainage pour un abcès pelvien, un abcès ne pouvant être véritablement drainé que s'il présente une ouverture au point déclive.

En résumé, les indications de la laparotomie iliaque pour le traitement des abcès pelviens d'origine appendiculaire, sont exceptionnelles. On peut l'employer quand l'appendicite a passé sa période aiguë et qu'on veut enlever à froid l'appendice. Elle est alors beaucoup plus avantageuse à employer, car si la voie rectale est une excellente voie de drainage, c'est une voie médiocre pour rechercher un organe. Au contraire, dans toutes les poussées aiguës, où le toucher rectal permettra de sentir une collection pelvienne dans le petit bassin, il faudra employer la laparotomie rectale. Celle-ci permettra de vider l'abcès pelvien, et même l'abcès iliaque s'il existe. Si l'on se trouve en présence d'un abcès pelvien minuscule et d'un gros abcès iliaque il faut employer la voie abdominale. Celle-ci vide la poche iliaque, permet l'extirpation de l'appendice et peut permettre le drainage de l'abcès pelvien, s'il est petit. Si l'on s'aperçoit qu'il ne se vide pas suffisamment, qu'il existe toujours une grosseur fluctuante au toucher rectal, que le malade conserve de la température, une contre-ouverture rectale sera nécessaire.

Le grand avantage de la laparotomie iliaque est de permettre la recherche de l'appendice, mais cet avantage est secondaire et ne saurait être mis en parallèle avec deux inconvénients qui suffisent à la faire rejeter dans la grande majorité des cas, et qui sont : l'insuffisance du drainage, et le danger d'inoculation du péritoine tout entier.

C'est d'ailleurs ce qui ressort de la statistique de Rotter, citée par Bérard et Patel.

Sur 44 cas, la voie abdominale utilisée 9 fois donne 3 morts, c'est-à-dire une mortalité de 33 o/o. Les voies basses employées dans 35 de ces cas donne 2 morts, c'est-à-dire 6 o/o.

Sans doute on prétendra que les appendicites basses sont moins graves, que dans cette région le péritoine est plus complaisant pour ainsi dire, tandis que, dans les portions plus élevées, les atteintes sont plus graves, mais cette gravité moindre ne tient-elle pas aussi à ce que le pus fuse dans cette région plus facilement vers les orifices naturels, le rectum et le vagin ?

## DES PROCÉDÉS D'INTERVENTION PAR LA VOIE BASSE

Nous allons maintenant nous occuper des procédés opératoires qui se promettent d'attaquer l'abcès pelvien par son point le plus déclive, et qui échappent, par conséquent, au reproche de l'insuffisance du drainage.

Ces procédés sont assez nombreux. Les plus connus sont ceux qui utilisent la voie parasacrée, la voie périnéale, la voie vaginale et la voie rectale. Ils présentent tous des inconvénients plus ou moins graves, mais ouvrent l'abcès au point déclive et n'intéressent pas les adhérences qui séparent le foyer purulent de la grande cavité péritonéale.

Nous commencerons par une méthode qui a eu son heure de vogue et qui est vantée encore par un certain nombre de chirurgiens, nous voulons parler de la laparotomie parasacrée.

### DE LA LAPAROTOMIE PARASACRÉE

Comme la laparotomie rectale, cette méthode a été préconisée en 1892, par M. le professeur Jaboulay, dans un cas de péritonite généralisée (Margery, *Appendicite infectieuse*, thèse Lyon, 1892; Jaboulay, *Revue de Chirurgie*, 1892).

En 1895, Frœhlich décrit la laparotomie parasacrée dans un cas de contusion de l'abdomen, et déclare n'en avoir trouvé aucun exemple dans la littérature médicale, malgré l'article de M. le professeur Jaboulay, qui date de 1892. Il décrit soigneusement la technique de l'opération et lui trouve l'avantage considérable d'ouvrir le péritoine au point déclive « sur le côté droit du sacrum, entre le troisième et le quatrième trou sacré, plus près de ce dernier, au-dessus du petit ligament sacrosciatique ».

Cette méthode est assez en faveur à l'étranger, où de nombreux auteurs la recommandent. Certains même n'hésitent pas à proposer la résection partielle du sacrum. En France, elle n'a guère de faveur, elle est, en effet, passible de sérieux inconvénients qui tiennent à l'opération elle-même et que nous allons étudier.

On fait une incision parallèle à un des bords du sacrum. On coupe la peau, le grand fessier, les grands ligaments sacrosciatiques, on arrive sur le rectum dans sa portion non recouverte de péritoine, on le longe jusqu'au cul-de-sac vésico-rectal ou utéro-rectal, on incise, on laisse écouler le pus, on place des mèches et un drain de gros calibre.

On voit, par le seul exposé de la méthode, quelle voie compliquée il faut suivre et que de délabrements il faut commettre pour arriver jusqu'au cul-de-sac vésico-rectal, quelle plaie profonde il faut faire, quels voisinages dangereux éviter, et quels ennuis aura le malade guéri de son appendicite.

Sans doute, dans quelques cas assez rares, la nature montre cette voie au chirurgien, on connaît quelques exemples de suppurations pelviennes arrivant à la fesse après avoir traversé la grande échancrure sciatique. Le tissu cellulaire de la fosse iliaque interne se continue en effet, sans ligne de démarcation nette avec le tissu cellulaire de la fesse. Mais cette voie est exceptionnelle parce qu'elle est très compliquée.

C'est, en outre, une intervention qui fait perdre beaucoup de sang au malade, ce qui peut avoir une grande importance chez un sujet anémié par une longue suppuration. Elle exige des connaissances anatomiques très précises, elle se fait à une profondeur considérable où le chirurgien est facilement maladroit, dans une région dangereuse, le bistouri risque d'aller sectionner des branches importantes de l'ischiatique et de la fessière, la ligature de ces artères est très difficile, à cause de leurs courtes branches et de la profondeur à laquelle il faut aller les chercher. Les chirurgiens ont souvent rapporté que la ligature de ces tronçons artériels est impossible et qu'il faut laisser à demeure des pinces à forcipressure.

Cette opération expose en outre le malade à des délabrements formidables et à un shock opératoire considérable. Elle est longue et demande une longue anesthésie. Elle donne une plaie énorme, béante, qui mettra beaucoup de temps à se réparer, même si elle ne s'infecte pas, ce qui est facile, en raison de son étendue. C'est une opération presque aussi grave que l'opération de Kraskhe que certains chirurgiens ne veulent pas employer en raison de l'intensité du shock opératoire qu'elle procure aux malades.

Enfin les lésions qu'elle laisse gênent considérablement la statique et la marche des malades, étant donné l'importance du muscle grand fessier qui est irrémédiablement perdu. Cette diminution fonctionnelle est si grande que certains malades sont obligés de renoncer à leur profession et deviennent de véritables infirmes.

Il n'est donc pas étonnant, étant donné ces nombreux inconvénients, que la laparotomie parasacrée n'ait plus en France de partisans et ne soit prônée à l'étranger que par quelques auteurs isolés. M. le professeur Jaboulay, qui en eut le premier l'idée, reconnaît quels dangers elle fait courir au malade et combien il faut d'habileté pour la mener à bonne fin. Il propose aujourd'hui de la remplacer dans tous les cas par la laparotomie rectale qui est aussi simple au point de vue opératoire que la laparotomie parasacrée est compliquée et qui en a tous les avantages, au point de vue des suites.

### DE LA LAPAROTOMIE PÉRINÉALE

Nous nous occuperons de la voie périnéale qui, pendant quelque temps, a fait pendant à la voie parasacrée de M. le professeur Jaboulay. C'est un procédé assez analogue au point de vue des objections qu'on peut lui reconnaître. Ce sont plutôt, en effet, des exercices de médecine opératoire que de véritables manœuvres chirurgicales.

Voici comment Mauclaire en définit le manuel opératoire :

« Nous faisons une incision prérectale comme pour la taille périnéale. Puis, arrivé au niveau du bulbe, un doigt caoutchouté de la main gauche servant de cathéther et restant dans le rectum, nous continuerons à suivre la paroi antérieure du rectum, en passant au-dessous de la prostate et des vésicules séminales. Arrivé sur ce point, avec l'index de la main droite, dont l'angle est dirigé en haut et en avant comme vers l'ombilic, nous accrochons le cul-de-sac péritonéal. Mais celui-ci fuit souvent sous le doigt ; à cette profondeur, on agit souvent à l'aveugle. Cependant, dans la moitié des cas, nous avons ouvert par cette voie le cul-de-sac péritonéal recto-vésical.

Une variante du même procédé consiste à faire une laparotomie iliaque classique suivie d'une laparotomie périnéale. Après l'incision de la paroi abdominale et l'incision prérectale, les deux mains vont à la rencontre l'une de l'autre et effondrent facilement le cul-de-sac vésicorectal. Mais c'est une opération d'une certaine gravité qui peut infecter le péritoine comme toute laparotomie iliaque pour un abcès pelvien et qui donne un shock assez considérable.

Mais la laparotomie périnéale simple, sans incision iliaque, est loin d'être sans inconvénients. On peut lui adresser comme à la laparotomie parasacrée le reproche d'être une opération compliquée qui exige des connaissances anatomiques extrêmement précises et une grande habileté. Elle ne réussit pas toujours et c'est en outre une opération dangereuse : il est facile à un chirurgien d'intéresser avec son bistouri les vésicules séminales et les canaux déférents. Il peut aussi provoquer une hémorragie redoutable, étant donné l'abondance des veines de la région spermatique formant un véritable plexus. D'ailleurs, ce procédé a été seulement expérimenté sur le cadavre, et il est douteux que, sur le vivant, il ait tenu toutes les espérances que Mauclaire avait fondées sur lui.

Toutes ces objections nous font rejeter ce procédé, d'autant plus que nous avons à notre disposition un procédé qui a les mêmes avantages et qui ne présente pas les mêmes dangers.

En résumé, la voie périnéale de Mauclaire est une simple voie théorique. C'est une voie compliquée et une voie dangereuse, exposant à des mécomptes par les hémorragies et les délabrements qu'elle peut causer dans le bassin. Elle ne présente qu'un avantage, le drainage au point déclive, qui lui est commun avec bien d'autres, en particulier avec la laparotomie rectale.

### DE LA LAPAROTOMIE VAGINALE

L'analogie entre les suppurations pelviennes génitales de la femme et ses suppurations appendiculaires avait depuis longtemps frappé les chirurgiens et devait leur donner l'idée d'un traitement identique puisque, dans les deux cas l'indication est la même, l'évacuation aussi rapide que possible du pus. Nous devions donc trouver chez les auteurs la trace des recherches pratiquées dans cette voie. Jaboulay, Pollosson, Gunterman en ont présenté de nombreux exemples. Monod et Vanverts ont insisté sur sa simplicité opératoire et sur les avantages incontestables qu'elle a sur les méthodes précédemment étudiées. Nous allons, après eux, indiquer sommairement son manuel opératoire, ses avantages sur les méthodes précédentes et les reproches qu'on peut lui faire.

Le manuel opératoire est celui de la colpotomie postérieure que l'on pratique si souvent dans les services de chirurgie pour suppurations génitales. On place la malade dans la position de la taille, la paroi antérieure du vagin relevée par une valve, la main gauche abaissant la paroi postérieure. Quand on reconnaît, par le toucher vaginal et par le toucher combiné au palper, la présence d'un abcès, sa consistance et ses dimensions, on prend des ciseaux courbes et on incise le

Douglas au niveau du cul-de-sac postérieur. Il ne faut pas craindre de faire une incision large, il faut sectionner la paroi vaginale sur une longueur d'au moins trois travers de doigt. Si l'on fait une incision trop courte, le drainage est insuffisant. Le pus s'écoule et on met dans la cavité de l'abcès deux gros drains rigides pour en assurer l'écoulement constant. Il faut avoir soin de placer ces drains d'une façon un peu spéciale, il faut les mettre en croix, sinon ils se détachent et le drainage ne se fait pas. La meilleure conduite à tenir est celle que préconise M. le professeur Pollosson, qui empêche l'affaissement de la poche de l'abcès qui est pour ainsi dire transformée en une surface pansée à plat. Elle consiste à introduire dans la cavité de l'abcès une éponge entourée d'une gaze aseptique que l'on introduit en l'exprimant le plus possible, et qui distend la cavité qui a contenu le pus. Ainsi, il ne peut se faire de rétention, et l'expérience a montré les excellents résultats de cette méthode. On peut se servir, pour faire l'incision du cul-de-sac de Douglas, de l'instrument de Laroyenne, mais l'opération avec les ciseaux peut se faire très facilement.

Nous sommes donc en présence d'une opération très simple qui se fait sans anesthésie et qui ne donne lieu qu'à une hémorragie insignifiante. Les suites opératoires sont généralement parfaites. L'écoulement du pus se fait d'une façon régulière. Si, pour une raison quelconque, les drains étaient obstrués, il suffit d'y faire passer un courant d'eau bouillie sous faible pression. Généralement, au bout de huit à neuf jours, la suppuration est presque complètement tarie et on peut enlever les drains. On sait avec quelle rapidité se cicatrisent les incisions que l'on fait dans le fond du vagin dans les hystérectomies. Quelques jours après l'enlèvement des drains, la réparation est faite.

Quels sont les avantages de cette opération, pourquoi est-elle employée de préférence par les auteurs?

D'abord la simplicité même de l'intervention prévient en sa faveur. C'est une opération que tout chirurgien peut faire et sur un malade quelconque. Il suffit de quelques précautions avant et après l'opération, celle-ci en elle-même n'est rien. Elle ne fatigue pas la malade, elle n'exige l'anesthésie que si on a affaire à des enfants indociles, elle est rapide et amène rapidement le soulagement. En outre, le drainage s'effectue au point déclive et il s'effectue parfaitement, parce que le pus parcourt, dans ce cas, une voie naturelle et non point une voie artificielle et compliquée, comme dans la voie parasacrée ou la voie périnéale.

En outre, elle ne blesse pas d'organes importants, si l'on prend quelques précautions que nous signalerons. Elle ne laisse pas après elle de cicatrices, ni de troubles fonctionnels. Elle n'empêche pas le chirurgien d'effectuer la laparotomie iliaque s'il se trouve en présence d'un abcès iliaque volumineux ou s'il veut rechercher l'appendice. Elle est évidemment excellente dans nombre de cas.

Quelles sont les objections qu'on lui a faites? Sont-elles décisives ou peut-on au contraire les discuter?

Un inconvénient important de la méthode, c'est que les hommes ne peuvent évidemment en profiter et pourtant ils ne sont pas plus que les femmes à l'abri des suppurations appendiculaires. Il faut cependant chercher un moyen de les guérir puisque la voie abdominale est souvent dangereuse et que les voies sacrées et périnéales ne sont guère acceptables. Mais, même chez les femmes, la voie vaginale est susceptible d'objections sérieuses. Examinons-les successivement.

D'abord l'hémorragie. Certains auteurs prétendent avoir observé une perte de sang importante. C'est une complication exceptionnelle et d'ailleurs facile à traiter par la forcipressure de la tranche qui saigne. L'opération est au contraire remarquable par le peu de sang qu'elle donne.

On a aussi rapporté des exemples de fistule vaginale, les ciseaux en fendant le vagin auraient intéressé une anse grêle qui se trouvait au contact. Cette fistule est évidemment plus grave que la fistule qu'on obtient par une laparotomie rectale, mais elle est rare et on peut facilement l'éviter. Il faut inciser avec précaution les parois du cul-de-sac postérieur et introduire le doigt dans la plaie. Si elle existe, l'anse intestinale sera facilement sentie.

Une objection qui arrête souvent les parents des malades quand on se trouve en présence de jeunes filles, c'est la perte apparente de la virginité qui résulte de l'ouverture de l'hymen. C'est une objection peut-être excessive quand on a affaire à une malade qui est en danger de mort et qui présente des souffrances toujours très pénibles.

Souvent, chez de jeunes fillettes, le vagin est d'une telle étroitesse qu'il devient illusoire d'essayer de perforer le Douglas. On ne peut aller voir dans ce cas ce que fait le trocart ou les ciseaux et c'est un mauvais chirurgien que celui qui opère en aveugle. Dans ce cas, comme dans le précédent, il y a avantage à employer la laparotomie rectale.

Une autre objection, celle-ci plus théorique, a été faite par Rotter. Ce chirurgien se demande s'il n'est pas dangereux d'ouvrir une collection purulente au niveau du col de l'utérus et si celui-ci ne peut pas s'infecter secondairement, surtout si on fait des lavages intempestifs qui vont porter des germes de la poche septique dans la cavité utérine. Cette infection n'a jamais été signalée et elle semble difficile à admettre, surtout si l'on n'emploie, ce que l'on doit toujours faire, que des lavages sous faible pression. Ceux-ci ne sont d'ailleurs pas nécessaires et le drainage par les drains et les mèches suffit généralement.

En résumé, la laparotomie vaginale est une bonne opération. Elle remplit parfaitement les indications d'une opération de drainage, elle a le désavantage d'être seulement applicable à la femme et, chez celle-ci, d'être quelquefois impraticable quand on a affaire à une étroitesse considérable du vagin comme on l'observe chez les fillettes et chez quelques nullipares.

Nous allons passer maintenant à l'opération qui remplit le mieux les conditions de traitement des abcès pelviens d'origine appendiculaire, qui a les plus grandes chances de succès et qui est applicable aux deux sexes, nous étudierons d'abord son manuel opératoire, les précautions à prendre après l'intervention, ses avantages, ses inconvénients, et quelques-unes de ses indications spéciales.

# CHAPITRE V

## MANUEL OPÉRATOIRE DE LA LAPAROTOMIE RECTALE

Comme nous l'avons déjà vu en faisant l'historique de la laparotomie rectale, cette opération a été primitivement décrite par les chirurgiens américains Gœrster, Stimson, Richardson, mais c'est à M. le professeur Jaboulay que revient l'honneur d'avoir, le premier, bien réglé la technique de l'opération.

De même que pour la colpotomie postérieure, la désinfection du vagin est absolument nécessaire, de même pour la laparotomie rectale, la désinfection du rectum est de règle. La région anale convenablement rasée, l'opération véritable commence. Le malade est disposé sur le rebord de la table et on lui fait prendre la position inversée comme pour une prostatectomie. Les jambes sont fléchies sur les cuisses et celles-ci relevées sont fixées solidement par deux aides. On dilate le sphincter avec le doigt et on met une valve sur la paroi antérieure du rectum. On peut mettre une deuxième valve sur la paroi postérieure ou, au contraire, l'abaisser avec les doigts de la main gauche, en le refoulant vers le coccyx. L'anus est alors largement béant et on aperçoit la muqueuse rouge et tendue du rectum. A une certaine distance de l'anus, on peut voir la paroi antérieure qui bombe fortement et qui rétrécit dans une forte proportion le calibre du rectum. On se trouve donc dans les conditions d'ouverture d'un abcès ordinaire et on voit aussi sûrement qu'après une incision de la paroi abdominale. On repère la prostate qui est refoulée en bas et en avant. Avec une main placée sur la paroi abminale et une main placée sur le rectum, on explore doucement l'étendue de celui-ci. Il faut agir avec précaution, car l'abcès peut être limité par des adhérences toutes récentes et par conséquent peu solides, et un toucher trop brusque ou trop prolongé peut les rompre et déterminer l'invasion par le pus de la cavité péritonéale tout entière. Quand le chirurgien a acquis assez de renseignements, il fend avec précaution les tuniques rectales au-dessus de la prostate, à 5 centimètres environ. L'incision peut être transversale ou verticale suivant les auteurs. M. le professeur Jaboulay recommande l'incision transversale comme pour la colpotomie postérieure. MM. Tixier et Gauthier recommanderaient plutôt l'incision longitudinale sur la ligne médiane. Cette incision se fait avec des ciseaux courbés. Les auteurs allemands ont inventé une série d'instruments analogues au trocart de Laroyenne, mais il est inutile de compliquer le manuel opératoire et l'instrument le plus simple est le meilleur. Quand on a fendu les tuniques du rectum, on introduit le doigt dans la plaie et on effondre facilement la paroi de l'abcès. Le pus coule alors à flots ; c'est un pus extrêmement fétide et qui se ressent de son voisinage avec les matières fécales. Quelquefois, comme chez un malade de M. le professeur agrégé Tixier, le pus ne coule pas, c'est qu'on se trouve en présence d'un abcès à coque épaisse que l'on sent facilement au toucher. On a souvent de la peine à fendre cette coque, mais elle finit toujours par céder. Le pus s'étant écoulé, il est inutile d'essayer d'exprimer le contenu de l'abcès à cause des dangers de rupture de la poche. On est toujours assuré de l'évacuation du pus quand on a fait une incision assez longue au point déclive et qu'on empêche cette incision de s'obturer ou de se cicatriser trop vite.

L'abcès ouvert, on peut essayer de rechercher l'appendice. Généralement on ne le sent pas. Quelquefois on perçoit un cordon qui remonte dans le ventre, mais il ne faut pas s'attarder à la rechercher, on pourrait causer des dégâts considérables. Ensuite, on place dans la cavité de l'abcès un drain. Certains auteurs prétendent s'en passer, disant que l'incision large suffit et que, d'ailleurs, le drain tombe quand le malade va à la selle ou qu'il est aspiré. C'est une pratique qui rend le drainage aléatoire, l'incision se rétrécit et devient insuffisante. Cet inconvénient n'est pas à redouter quand on emploie des drains, qu'on entoure généralement de gaze iodoformée. Quant au reproche de ne pouvoir conserver le drain, il n'est guère valable, car il suffit de placer dans le rectum des tubes en croix analogues à ceux dont on se sert à Lyon pour la colpotomie postérieure. Le pus circule de façon remarquablement régulière, car la dilatation du sphincter supprime la cavité close et s'ajoute à l'action du drainage.

D'une façon générale, quand l'incision est pratiquée exactement au point déclive, et que l'incision est assez large, les sécrétions de l'abcès durent peu et la plupart des auteurs enlèvent le drain du huitième au neuvième jour. Néanmoins, le chirurgien doit savoir résister aux prières du malade et ne point trop se presser. On a vu à la suite de la suppression du drainage, des abcès se réchauffer pour ainsi dire et renaître. Quelquefois, quand il y a un abcès pelvien, l'incision rectale bien faite ne suffit pas à arrêter la maladie : il faut alors faire une laparotomie iliaque, la première incision servira de contre-ouverture. Souvent il suffit de replacer le drain pour voir tomber la fièvre, le malade peut le conserver deux à trois semaines. Les suites opératoires dans l'immense majorité des cas sont excellentes. Quelquefois, dans le pus qui s'écoule, on trouve de petites masses ressemblant à des fongosités ; ce sont des fragments de l'appendice gangrené. L'opération dans ces cas-là est radicale, et il n'est pas besoin de rechercher l'appendice dans une seconde opération.

Comme soins à donner au malade après l'opération, certains auteurs recommandent les lavages. Ces lavages, quand on veut les faire, doivent être effectués sous faible pression, mais ils ont de multiples inconvénients. Ils peuvent faire refluer dans la cavité des germes septiques et l'expérience a montré que les malades guérissent plus vite quand ils sont soumis au drainage simple. Aussi sont-ils presque généralement abandonnés.

Une bonne précaution à prendre consiste à constiper le malade pendant les quelques jours qui suivent l'opération ; on le mettra à une alimentation liquide et on reprendra progressivement le régime ordinaire.

## CHAPITRE VI

### AVANTAGES DE LA LAPAROTOMIE RECTALE

L'exposé que nous venons de faire du manuel opératoire de la laparotomie rectale nous a montré déjà que cette méthode a au moins l'avantage de la simplicité. Il n'est point besoin de se souvenir, d'une façon précise, d'une foule de détails anatomiques, ni d'avoir une habileté et une éducation chirurgicale consommées. Sans doute, il ne faut point tenir un compte trop rigoureux de la simplicité d'une opération, et une intervention compliquée n'est pas forcément une opération désavantageuse, elle peut être absolument nécessaire, mais il n'en est pas moins vrai que la simplicité d'une opération est une garantie de succès de plus.

D'ailleurs, cet avantage n'est point unique, et la laparotomie rectale se recommande à d'autres points de vue. Comme toutes les voies basses, elle a l'avantage du drainage au point déclive. Elle assure, par conséquent, l'assèchement rapide du péritoine et la disparition prompte des accidents infectieux. Si elle est impuissante, ce qui est rare, cela tient à la présence d'un abcès iliaque distinct, le chirurgien peut toujours faire la laparotomie iliaque. L'incision rectale, dans ce cas-là, ne sera pas inutile, elle servira de contre-ouverture et assurera la stagnation du pus. Mais, dans la très grande majorité des cas d'appendicite pelvienne, elle suffira à elle seule à assurer la guérison du malade, même dans les abcès à diverticule remontant au-dessus du détroit supérieur. D'ailleurs, la clinique nous montre la rapidité remarquable de guérison des abcès ainsi drainés. Bérard et Patel, sur 44 cas traités par cette méthode, trouvent 44 guérisons.

En outre, dans beaucoup de cas, cette simplicité opératoire n'est point un luxe. Il y a nombre de malades chez qui une opération et une anesthésie prolongées amèneront fatalement une issue rapide. Quand, par le concours naturel des circonstances ou par un examen brutal, un abcès s'est ouvert dans le péritoine, quand le malade a un pouls filiforme, c'est une folie véritable que de lui faire une opération qui nécessite une anesthésie. La laparotomie rectale exige des préparatifs sommaires et une instrumentation plus sommaire encore. Elle dure le moins de temps possible et n'exige pas d'éther. Elle place le malade dans les conditions de survie les plus grandes. Si le succès ne couronne pas les espérances, le chirurgien aura au moins la consolation de se dire que ce n'est pas le shock qui a abrégé la vie du malade confié à ses soins.

Une opération compliquée amène forcément une hémorragie considérable, en dehors de toute maladresse opératoire, et ces maladresses sont malheureusement d'autant plus fréquentes, que l'opération est plus compliquée. La voie parasacrée, par exemple, expose le chirurgien à blesser l'ischiatique et la fessière ; et même sans hémorragie artérielle, ne donne-t-elle pas une perte de sang énorme, étant donné l'étendue de la plaie et sa profondeur. Croit-on qu'un malade profondément affaibli soit en état de supporter une opération pareille? La laparotomie rectale, au contraire, ne donne que quelques gouttes de sang.

La laparotomie rectale est en outre, comme le montrent les statistiques, une opération qui a toujours réussi (sauf dans un cas de péritonite généralisée, où le malade était déjà condamné depuis longtemps) et guéri sans complications. Quelle est la raison du succès? C'est que la voie rectale est la voie naturelle que la nature prend souvent. « Quand une péritonite évolue vers le rectum, dit Chassaignac, le malade guérit. » MM. Bérard et Patel ont rapporté récemment l'histoire clinique d'un jeune homme de vingt-trois ans, entré dans le service de M. le professeur Jaboulay pour une vive douleur abdominale et une tuméfaction dans la partie inférieure de l'abdomen. Le toucher rectal montra une grosse masse au-dessus de la prostate. que l'on se proposa d'ouvrir. Au moment où l'on introduisit le spéculum, un flot de pus jaillit tout à coup par l'anus, et l'on put voir un orifice déchiqueté par où s'était vidée la collection. Les symptômes dont se plaignait le malade disparurent. Il est donc naturel que le pus obéisse à l'incision rectale plus qu'à une autre, puisqu'il a une tendance naturelle à fuser par le rectum. Quelle différence avec les autres incisions, surtout l'incision périnéale et l'incision parasacrée? Et dans tous le cas, ne vaut-il pas mieux faire écouler le pus par le rectum que par un trajet infectable? On aura une légère rectite, mais passagère et sans gravité.

Chez les jeunes filles elle permet la conservation de l'hymen, avantage très appréciable dans la pratique. Chez les sujets jeunes, elle évite l'inconvénient des cicatrices, toujours disgracieuses, et, ce qui est plus appréciable, empêche l'éventration qui fait souvent, des malades, de véritables infirmes ; à tous, elle conserve l'intégrité de la paroi. Comme le dit notre maître, M. le professeur Tixier, « c'est une surprise heureuse pour le chirurgien, que de revoir à quelque distance un malade opéré par la voie rectale ou vaginale. On a beau chercher, aucun stigmate interne ou externe ne subsiste plus de l'orage d'antan ; il a passé sans laisser de traces, il s'est dissipé comme un mauvais rêve ».

Maintenant que nous connaissons les avantages de la laparotomie rectale, examinons les critiques, souvent très vives, qu'on lui a faites. Nous verrons en quelle estime on doit les tenir et quelle conclusion il faudra tirer de l'examen comparé de ses avantages et de ses inconvénients.

# CHAPITRE VII

## INCONVÉNIENTS DE LA LAPAROTOMIE RECTALE

On a reproché à la laparotomie rectale et on lui a préféré pour cette raison la laparotomie iliaque de ne pas être une opération suffisante parce qu'elle n'enlevait pas l'appendice. Nous avons montré les sérieux inconvénients de la laparotomie iliaque dans le traitement des abcès pelviens d'origine appendiculaire, et beaucoup de chirurgiens n'attachent pas à la recherche de l'appendice une énorme importance. Néanmoins, nous reconnaissons que c'est là une infériorité de la méthode, qu'elle expose à des récidives. M. le professeur agrégé Tixier en a observé un cas très net que nous publions à la fin de notre travail. Il vaut donc mieux rechercher l'appendice de propos délibéré, mais il n'en est pas moins vrai que la laparotomie iliaque est une mauvaise opération pour rechercher un appendice franchement pelvien à cause des dangers d'infection du péritoine sur lesquels nous avons insisté.

Beaucoup de chirurgiens, reconnaissant la supériorité des basses, tiennent la voie rectale pour suspecte parce que c'est une voie « aveugle ». Nous reconnaissons que c'est, en effet une médiocre chirurgie que la chirurgie où on ne voit pas et que, dans ce cas-là, on est exposé à de terribles mécomptes, mais ce n'est pas là le cas de la laparotomie rectale. Quand on a bien placé son malade, qu'on a dilaté son sphincter, posé une valve sur la face antérieure du rectum et refoulé avec la main la paroi postérieure vers le coccyx, on voit parfaitement la tumeur inflammatoire qui fait tomber le rectum, et on peut l'ouvrir à ciel ouvert comme un abcès vulgaire. Le cul-de-sac vésico-rectal n'est d'ailleurs pas très loin de l'ouverture anale. « Cette distance, dit Ouin, est de 6 centimètres au plus quand la vessie est distendue, et un cathétérisme évacuateur précédant l'opération peut le ramener à 5 et même 4 cm. 5. » Ce n'est donc pas une objection valable et il suffit de prendre quelques précautions pour ne point opérer à l'aveugle.

On a fait aussi à l'incision rectale le reproche de provoquer de la rectite par l'évacuation incessante du pus. Mais les auteurs qui ont fait cette objection ont mal interprété les phénomènes qui se présentaient à eux. Sans doute, dans nombre de cas, les malades atteints d'abcès pelviens présentent un écoulement de glaires, de mucosités qui font dire à quelques-uns qu'ils sont atteints de diarrhée. Nous avons vu même que c'était un signe d'appendicite pelvienne et que ces signes rectaux devaient attirer l'attention du chirurgien du côté du petit bassin. Mais, dans ces cas-là, la rectite n'est pas produite par l'écoulement du pus, puisque le pus n'est pas encore formé. C'est une rectite de voisinage tenant à l'inflammation du petit bassin. Elle disparaît quand cette inflammation cesse, elle diminue quand la poche est ouverte. C'est un inconvénient sans gravité dont ne peut être rendue responsable la laparotomie rectale, puisqu'elle se produit sans elle, quand on emploie la laparotomie abdominale ou une autre voie.

L'incision rectale est une bonne incision d'ouverture. disent quelques auteurs, mais on se trouve dans l'impossibilité d'effectuer un drainage sérieux. Il est impossible de faire tenir un tube dans la cavité de l'abcès dont l'ouverture regarde en bas et qui est balayé par les matières fécales. Le drain disparaît chaque fois, il est avalé ou il est rendu avec les selles. On peut répondre que le drainage est facile, si l'on prend quelques précautions. Il faut employer des drains en croix comme ceux qui servent après la colpotomie postérieure. Ces drains ne gênent pas les malades qui peuvent se lever et se promener dans les salles.

On fait aussi à la méthode de M. le Dr Jaboulay l'objection, celle-ci plus grave, de laisser à sa suite des fistules. Placée d'un côté entre le pus, un pus extrêmement septique, comme tous les pus qui avoisinent le tube digestif, et, de l'autre, des matières fécales, il est difficile à une incision de se cicatriser. Malgré le drainage il se produit une infection perpétuelle et la réunion ne peut se faire. Et, de fait, certains auteurs ont publié des cas de malades conservant des fistules avec d'intarissables suppurations. Evidemment, c'est là une objection très grave, car la gravité de pareilles fistules n'échappera à personne. Les matières fécales peuvent passer dans la poche et, si les adhérences péritonéales se rompent, le malade est menacé de la péritonite aiguë généralisée.

Heureusement cette objection n'est pas décisive et pour plusieurs raisons. Dans tous les cas déjà nombreux d'appendicite pelvienne *opérés* par la voie basse, on n'a jamais observé de fistules persistantes. Les cas qui ont été publiés sont des cas où l'ouverture de l'abcès s'est faite toute seule et en un point qui ne correspondait pas au point le plus bas de la collection. Dans ces conditions le pus ne pouvait s'écouler comme d'une incision chirurgicale, l'abcès ne se drainait pas d'une façon parfaite, il restait un clapet où stagnaient des résidus inflammatoires et la suppuration continuant, la cicatrisation ne pouvait se faire. Mais il est évidemment illogique de conclure après de semblables cas, d'ailleurs fort rares, à une opération méthodique comme le chirurgien doit le faire. L'opérateur choisit le point le plus bas et se met par conséquent à l'abri de toute complication. De fait, dans toutes les relations d'opérations régulières qui ont été faites, jamais la cicatrisation ne fait défaut, elle marche plutôt trop vite.

L'hémorragie est, pour d'autres auteurs, un danger fréquent et réel. Comment pourrait-il en être autrement dans une région où les vaisseaux sont aussi abondants. On trouve sous la muqueuse tout un lacis de veines qui forment une série de réseaux s'anastomosant entre eux. Les anatomistes décrivent trois veines hémorroïdales. L'hémorroïdale moyenne ne prend à la vascularisation du rectum qu'une part très faible, mais les hémorroïdales supérieure et inférieure remplissent de leurs ramifications la couche celluleuse qui est située au-dessous de la muqueuse rectale. Mais cette vascularisation n'est pas uniforme en tous les points de la circonférence rectale. Sur la ligne médiane les vaisseaux sont peu abondants. Aussi, M. le professeur Tixier recommande-t-il de faire une incision longitudinale qui intéresse le moins de vaisseaux possible. D'ailleurs, la forcipressure de la tranche de section arrête facilement l'hémorragie, et celle-ci n'est pas fréquente.

L'objection la plus violente qui ait été faite à la laparotomie rectale, celle qui lui vaut tant méfiance, c'est le voisinage d'une cavité aussi septique que le rectum. Certains chirurgiens se sont posé comme ligne de conduite de s'écarter le plus possible du tube digestif pour inciser des abcès. Il semble, en effet, au premier abord que l'ouverture d'un abcès dans une cavité aussi infectée, loin de tarir la suppuration, va en amener la recrudescence. Un chirurgien oserait-il de sang froid mettre en communication le péritoine et les matières fécales ? Mais les matières fécales pénètrent-elles bien réellement dans la poche et y a-t-il moyen d'y remédier ?

Si nous considérons la disposition de l'ouverture de l'abcès dans le rectum, il est permis d'en douter. On a dit que la lèvre supérieure de la plaie s'appuie sur la lèvre inférieure en la recouvrant. Ce serait là un dispositif analogue à celui de l'ouverture de l'uretère dans la vessie. Les matières fécales circulant de haut en bas appliquent les deux lèvres l'une contre l'autre et ne pénètrent pas dans la poche. Ce dispositif est possible, mais il n'est pas parfaitement prouvé. Au contraire, ce qui est sûr, c'est que dans ces formes d'appendicite pelvienne, la constipation est la règle, et qu'il passe très peu de matières dans le conduit rectal. Rien n'empêche, d'ailleurs, de modifier l'alimentation du malade, de lui donner une alimentation liquide, et de le constiper. Mais en admettant que l'envahissement de l'abcès par les fèces soit fatal, il est un moyen de l'éviter complètement, comme l'a indiqué M. le professeur Jaboulay. Ce chirurgien propose d'abaisser la lèvre supérieure de la plaie et de la suturer à l'anus. On divise ainsi le conduit anorectal en deux conduits secondaires, l'un antérieur, borgne, formé par la cavité de l'abcès qui descend jusqu'à l'anus et qui ne contient que du pus, l'autre postérieur qui est le conduit intestinal et qui laisse passer les matières fécales. Ainsi se trouve réalisée la séparation du pus et des fèces.

Ce dispositif n'est pas absolument nécessaire pour assurer le succès de l'opération. Dans les services de chirurgie que nous avons fréquentés, particulièrement dans celui de M. le professeur-agrégé Tixier, nous ne l'avons jamais vu faire, et toujours le malade a parfaitement guéri. L'expérience montre donc que l'objection de la pénétration des fèces dans l'abcès est plutôt une objection théorique que dément l'observation des faits accomplis. D'ailleurs, cette absence de complications n'est pas faite pour nous surprendre, puisqu'il ne s'en produit jamais quand l'abcès évolue naturellement vers le rectum. Est-on véritablement en droit de prétendre qu'il se produirait dans l'abcès des modifications formidables? A la réflexion, nous ne le croyons pas. Songeons, en effet, que le pus des abcès pelviens, comme tous les pus qui avoisinent le tube digestif, est un pus horriblement fétide, c'est un pus stercoral et le voisinage des matières fécales n'est pas de nature à le modifier considérablement. N'est-ce pas, en effet, le colibacille qui pullule d'un côté comme de l'autre? Peut-être pourra-t-on répondre qu'il faut toujours craindre la rupture des adhérences qui limitent la poche, et l'introduction des fèces dans le péritoine. Cette rupture est illusoire, car elle a beaucoup moins de chances de se produire quand l'abcès est ouvert, qu'il ne supporte aucune tension et le pus s'écoule librement. De plus, la coque de l'abcès est une coque épaisse et résistante. Dans un cas de M. le professeur agrégé Tixier, elle avait une épaisseur de 2 centimètres et les ciseaux parvenaient difficilement à l'entamer. De ce côté il n'y a donc rien à craindre et l'objection la plus grave, celle que l'on a répétée le plus souvent aux chirurgiens qui proposaient la laparotomie rectale ne résiste pas à un examen sérieux.

Nous voici au terme de cette étude des différents procédés de traitement des abcès appendiculaires du petit bassin. Nous avons examiné les procédés proposés par les auteurs, la voie abdominale, la voie parasacrée, la voie périnéale, la voie vaginale. Nous avons vu qu'elles avaient des inconvénients très graves qui doivent les faire rejeter dans la grande majorité des cas. Nous avons étudié les avantages de la laparotomie rectale et les objections qu'on lui a faites. Ces objections ne nous ont pas paru décisives, nous sommes donc fondé à dire que d'une façon générale la laparotomie est le meilleur procédé de drainage du bassin dans les appendicites pelviennes, et dans quelques cas de péritonite généralisée quand l'état du malade ne permet pas une opération plus complète.

# CHAPITRE VIII

## OBSERVATIONS

Nous n'avons pas l'intention dans ce modeste travail de publier toutes les observations de malades opérés par la laparotomie rectale. Nous pensons que la réunion de ces différents résultats n'offrirait pas un intérêt bien particulier, puisqu'elle se trouve dans un ouvrage récent. Le lecteur qui voudra consulter cette statistique n'aura qu'à se reporter à l'article de MM. Bérard et Patel, paru en 1903, dans la *Revue de Gynécologie et de Chirurgie abdominale.* Nous nous contenterons de rappeler que cette statistique porte sur 44 cas et qu'elle enregistre 44 guérisons.

Nous pensons qu'il est plus intéressant d'essayer de recueillir les observations parues depuis la publication de ce mémoire, c'est-à-dire depuis 1903. Elles nous montreront tous les avantages de la méthode, mais l'une d'elles, que nous devons à l'obligeance de M. le professeur agrégé Tixier, nous montrera un de ses principaux inconvénients.

# OBSERVATIONS

## Observation I

(Rivière, *Gazette des Hôpitaux civils et militaires*, 16 février 1904) — Travail de la clinique du professeur Jaboulay.

Jeune fille de dix-huit ans, aide des postes, n'ayant eu qu'une scarlatine à quatre ans. Réglée à quinze ans toujours très régulièrement elle n'a jamais présenté de troubles abdominaux antérieurs.

L'affection actuelle a débuté jeudi 10 décembre, par des douleurs très vives dans la fosse iliaque droite, des vomissements, de la fièvre, de la constipation. Elle n'a eu des vomissements que pendant les deux derniers jours de la maladie.

La malade est entrée dans le service de M. le professeur Jaboulay le 13 décembre trois jours après le début des accidents. A son entrée, elle présentait les symptômes suivants : le faciès était pâle, un peu tiré, les yeux cernés, la langue saburrale, la soif était vive, et la constipation opiniâtre. Le pouls était à 100 et la température à 39°3.

A l'examen on trouvait un abdomen ballonné, la respiration abdominale était presque complètement supprimée. La percussion donnait de la sonorité exagérée, sauf à la partie externe de la fosse iliaque droite où la sonorité était moins forte que du côté opposé, bien qu'il n'y ait pas de matité. La douleur était très vive à la palpation dans cette région, mais le maximum était un peu au-dessous du point de Mac Burney. La réaction de défense de la paroi abdominalede ce côté empêchait toute exploration profonde. Le reste de l'abdomen n'était pas douloureux.

La malade n'a pas de vomissements depuis les premiers jours. Elle n'a pas émis de gaz depuis la veille du jour de son entrée.

La malade est mise au repos : glace, opium, diète lactée.

Le lendemain, le ventre est un peu plus ballonné, la douleur est toujours localisée à la fosse iliaque droite. La malade est un peu plus agitée. La température est à 39 degrés, le pouls à 112. Le toucher rectal, pratiqué ce jour, donne un peu de douleur et de tension au niveau de la paroi rectale droite.

Le surlendemain 16 décembre, la malade souffre beaucoup elle a été très agitée pendant la nuit, malgré deux piqûres de morphine. Le pouls est à 120, la température à 39 degrés. Il n'y a pas de modifications considérables du côté de l'abdomen. Pourtant les douleurs sont beaucoup plus vives à la palpation et le météorisme a un peu augmenté. Au toucher rectal, on sent nettement bomber sur la paroi antérolatérale droite du rectum une collection. M. Jaboulay fait le diagnostic d'abcès pelvien d'origine appendiculaire et, en raison du pouls, de la température, de l'état général et des signes locaux on décide l'intervention.

*Opération.* — Sous anesthésie, on peut pratiquer un examen rapide avant l'intervention. Par le palper mêlé au toucher rectal on perçoit une collection qui paraît volumineuse, située un peu bas. La pression dans la fosse iliaque droite, pratiquée avec douceur, fait saillir la poche sous le doigt rectal, et le palper combiné donne nettement la sensation de fluctuation.

La malade étant alors placée dans la position gynécologique, le bassin fortement relevé par un coussin après un lavage soigné du rectum, une valve est introduite refoulant la paroi rectale postérieure. A ce moment on voit sur la paroi antérieure, à environ 8 centimètres de l'orifice anal, la poche qui bombe nettement. Après incision médiane et transversale aux ciseaux de cette paroi, M. Jaboulay effondre la paroi de la collection qui est directement en contact avec le rectum sans interposition d'anse intestinale. Il sort environ 1 litre et demi de pus à odeur stercorale très fétide, qui sort d'abord sous pression puis plus lentement. Lorsque la poche paraît vidée, M. Jaboulay a pratiqué la mise en place d'un simple tampon rectal et la malade a été portée dans son lit. L'opération a duré quelques minutes. Immédiatement après l'opération, l'examen de l'abdomen chez cette malade a permis de reconnaître que le ballonnement avait beaucoup diminué; de plus, la fosse iliaque droite paraissait plus souple, les douleurs provoquées par la palpation étaient très diminuées.

Les suites ont été assez simples. Pourtant dans la nuit la malade a évacué son tampon rectal avec quelques caillots sanguins; mais elle a été immédiatement soulagée et a pu reposer un peu. Le lendemain soir elle a eu encore une petite hémorragie arrêtée immédiatement par un léger tamponnement rectal.

Le soir de l'opération la température était de 38°3, le pouls à 104.

Le lendemain 17 décembre au soir, la température baissait à 37°5, le pouls à 96.

Le troisième jour, la température était à 37 degrés, le pouls à 85. La malade n'a eu depuis aucune poussée fébrile. Son état général s'est amélioré rapidement, on a cessé le traitement opiacé le quatrième jour ; le septième, administration d'un léger lavement glycériné, et le dixième jour, après une purgation on a pu commencer l'alimentation. Le 28 décembre, douze jours après l'intervention, la malade a commencé à se lever: elle peut dès lors être considérée comme guérie. En effet, l'abdomen est complètement souple, le palper de la fosse iliaque ne révèle plus aucune douleur. La malade a des selles régulières sans lavements. Le toucher rectal n'est absolument pas douloureux et l'orifice d'incision difficile à retrouver paraît à peu près cicatrisé.

Je rapporterai ici succinctement celles de Chaput (*Bulletin de la Société de chirurgie*, 21 juin 1904).

### Observation II

Dans la première observation, c'est une jeune fille de seize ans, vierge, qui présente au cours d'une appendicite aiguë un gros empâtement situé dans le côté droit à l'abdomen, proéminent dans le bassin et accessible au toucher rectal.

Au bout d'une quinzaine de jours une évacuation spontanée se fait par le vagin, mais l'écoulement s'arrête bientôt et la tuméfaction augmente. Le 26 mai 1902, je fais d'abord une incision iliaque, mais je tombe sur un tel paquet d'anses adhérentes à la paroi que je m'arrête et prends le parti d'inciser le rectum par les voies naturelles. Je faisun petit orifice à la paroi rectale antérieure avec une pince trocard; il s'écoule une grande quantité de pus très fétide. Aucun pansement, l'orifice est dilaté chaque jour avec le doigt. Guérison en huit jours.

### Observation III

Dans une deuxième observation, il s'agit d'un jeune homme de seize ans qui m'est adressé par mon ami, M. Œttinger, pour une grosse induration abdominale étendue du pubis à l'ombilic et sonore à la percussion, ce qui est dû soit à la présence du gaz dans le foyer, soit à l'interposition des intestins.

Dans cette hypothèse, l'intervention par l'abdomen peut être grave; aussi je me décide à faire l'incision rectale comme il a été dit plus haut ; la guérison a eu lieu en huit jours.

### Observation IV

Le troisième malade, âgé de vingt-cinq ans, avait été opéré d'appendicite par un de nos collègues, le 16 décembre 1903; il avait eu, la nuit suivante, deux hémorragies graves ayant nécessité la désunion et le tamponnement. Depuis lors la température était restée élevée. Je constatai en prenant le service la présence d'une grosse tuméfaction hypogastrique à prolongement pelvien.

Le 30 décembre 1903, je fis l'incision rectale. Guérison en huit jours.

### Observation V

C'est encore d'un sujet jeune (seize ans) qu'il s'agit dans mon quatrième cas. Dix jours après le début de son appencite, il présentait un empâtement de sa fosse iliaque perceptible par la toucher rectal.

Le 13 mai 1904, je fis l'incision rectale. Guérison en huit jours. Je fis ensuite à froid l'ablation de l'appendice le 31 mai suivant. Guérison.

Dans les observations qui suivent, il s'agit de femmes adultes, déflorées : aussi la collection appendiculaire pelvienne a-t-elle été ouverte par colpotomie.

## Observation VI

Due à l'obligeance de M. le professeur agrégé Tixier.

*Appendicite avec abcès pelvien. Laparotomie rectale. Drainage. Guérison.*

R... Pierre, quarante-quatre ans, habitant à Vienne (Isère).

C'est un homme vigoureux et robuste quoique maigre et peu musclé. Il n'a jamais été malade jusqu'à ce jour. Les antécédents héréditaires sont nuls. Marié, il a trois enfants en excellente santé.

Du 1er au 4 janvier 1904, malaise général, perte d'appétit, il suspend son travail.

Le lundi 4 janvier, au matin, après une nuit sans sommeil, brusquement douleurs atroces dans l'abdomen. Douleurs généralisées aussi bien à gauche qu'à droite.

Le Dr Chapuis voit le malade et pratique une injection de morphine. Soulagement passager. Le soir, température 39 degrés. Météorisme, absence de selles et de gaz, vomissements légers, on ordonne un lavement, aucun résultat.

L'état reste grave ; on pense à une occlusion intestinale, car il n'y a aucun signe d'appendice. Pas de point de Mac-Burney, la douleur est généralisée. Le Dr Mayoud, appelé par le Dr Chapuis, conseille de traiter d'abord le symptôme occlusion. Un lavement d'huile amène quelques matières fécales. Amélioration.

Du 6 au 23 janvier, l'état est le suivant : la température oscille autour de 38 degrés, la constipation est opiniâtre et nécessite des lavements quotidiens ; l'évacuation des selles est très douloureuse, ténesme, fausses envies.

La douleur abdominale est moins vive. Les médecins qui ont pratiqué déjà à plusieurs reprises le toucher rectal, constatent au-dessus de la prostate une induration dont la nature n'est pas déterminée.

Le 24 janvier, le Dr Tixier voit le malade à Vienne. Il diagnostique un abcès pelvien nécessitant une incision rapide. Le malade est amené dans son service à Saint-Pothin le 25 janvier. L'état actuel est celui-ci : teint pâle, yeux excavés. Température, 38 degrés. Le ventre est météorisé douloureusement, surtout au-dessus du pubis. Il existe à ce niveau du clapotis indiquant la distension des anses intestinales ; tympanisme. Le malade a du ténesme, il évacue des mucosités sanguinolentes, jaunâtres ; fréquence des mictions.

Au toucher rectal, la prostate est abaissée ; au-dessus de la glande, on sent bomber la paroi antérieure du rectum dans toute sa largeur. La muqueuse est dure, épaisse, œdématiée, non mobile sur les autres tuniques. A droite, point plus mou, mais pas de fluctuation.

Le 24 janvier, anesthésie. M. Tixier, après une dilatation forcée du sphincter anal, incise transversalement, sur une largeur de trois travers de doigt, les tuniques rectales. Il s'écoule un verre de pus épais, d'odeur horriblement fétide. On reconnaît une poche à parois épaissies, sans diverticules. Une anse intestinale passe en sautoir au-dessus d'elle, gros drain en croix ressortant par l'anus ; mèches. Le soir, 37.

Le 27 janvier, nuit excellente. Etat général parfait.

Le 28 janvier, lavage du rectum.

Le 29 janvier, ablation du drain.

Le 13 février, le malade part guéri.

## Observation VII

(Due à l'obligeance de M. le professeur agrégé Tixier.)

*Appendicite avec grosse collection iliaque. Laparotomie iliaque et drainage. Abcès secondaire dans le pelvis.*

*Laparotomie rectale. Drainage par le rectum. Guérison.*

M. L..., à B. Jeune homme de dix-huit ans, grand et vigoureux. Aucun antécédent.

Lors des derniers jours du mois de juin 1902, indigestion très grave avec vomissements inverses en douleurs abdominales très vives. Le malade n'est pas soigné.

Le 29 juin, le Dr Gauthier, de Villefranche, est appelé auprès de lui : il constate une grosse collection iliaque droite et fait le diagnostic d'appendicite avec péritonite enkystée. Il prévient le Dr Tixier.

Le 30 juin, consultation. La situation est grave, le faciès est tiré, le ventre très météorisé, les vomissements continus, le pouls à 140. Une diarrhée intense, très nauséabonde, fatigue énormément le malade par la nécessité d'évacuations incessantes. C'est une forme algide; les urines sont rares.

Intervention immédiate, par le Dr Tixier avec l'assistance du Dr Gauthier, et de MM. Latarjet et Tavernier, internes des hôpitaux.

Anesthésie rapide. Large laparotomie iliaque avec incision de Roux. Une énorme collection est ouverte, contenant 1 litre de pus très fétide. L'appendice est rapidement cherché, on ne le trouve pas.

Deux énormes drains sont placés dans des prolongements de la collection purulente : l'un, le long du bord externe du cæcum, l'autre plongeant dans le pelvis. Les drains sont entourés de mèches de gaze blanche.

Dès le lendemain, amélioration rapide : écoulement de pus abondant.

Le 4 juillet, premier pansement par le Dr Tixier. L'état général est parfait; localement, le drainage est très bien assuré. Le drain inférieur est enlevé.

Pendant quelques jours, les suites sont excellentes;

puis peu à peu, la température se met à osciller et des douleurs abdominales profondes réapparaissent.

Le 17 juillet, M. Tixier constate une grosse collection pelvienne, qui bombe dans le Douglas et refoule le rectum en arrière.

Anesthésie. Dilatation du sphincter anal. Lésion au ciseau du rectum sur sa face antérieure. Ouverture d'une grosse collection qui est drainée par un gros tube qui sort par l'anus.

Amélioration et guérison rapides. Le 8 août, le malade est en pleine convalescence.

## Observation VIII

(Due à l'obligeance de M. le professeur agrégé Tixier.)

B... Louis, dix-sept ans, entre le 27 août 1903 à l'hôpital Saint-Pothin, dans le service du Dr Tixier pour une affection abdominale.

Il a eu, il y a un an, une crise d'appendicite, diagnostiquée par le Dr Féa, de Saint-Cyr. Elle dura quinze jours et le retour à la santé à peu près complète la suivit. A noter qu'à l'inverse de la constipation habituellement constatée, il y eut de la diarrhée glaireuse.

C'est pour une seconde crise d'appendicite commencée brusquement le 20 août par une indigestion que son médecin l'envoie à l'hôpital.

Il a eu au début quelques vomissements. Il a présenté de la fièvre. Les douleurs, d'abord localisées à la fosse iliaque droite, ont ensuite occupé le bassin. Assez violentes au début, elles sont devenues sourdes par la suite. Une diarrhée glaireuse s'est installée dès le troisième et le quatrième jour. Depuis deux jours, le malade a un ténesme pénible. Il a, de plus, une grande peine à uriner ; il est obligé de pousser pour vider sa vessie et cet acte est douloureux.

À l'entrée, on constate un assez bon état général, une réaction péritonéale nulle. La langue est blanche, mais humide. La température est de 38°9.

Dans la fosse iliaque droite, qui est facile à explorer, on ne sent rien tout d'abord ; à la longue cependant, on perçoit à la partie inférieure et interne de la région une bosselure profonde de la grosseur d'une noix ; elle est un peu douloureuse. Le toucher rectal donne des indications autrement précises. On sent en effet, de cette façon, une masse arrondie du volume d'une petite tête fœtale qui remplit la moitié droite de l'excavation pelvienne et une partie de la moitié gauche. En bas, elle descend jusqu'à la prostate ; en haut, on sent son pôle supérieur dans la fosse iliaque droite : c'est ce pôle que la palpation abdominale seule arrivait si difficilement à sentir. La tumeur refoule en avant et en bas la vessie et la prostate ; en arrière, comprime le rectum sur la concavité sacrée. La consistance est dure, très dure. Il n'y a pas de fluctuation, pas même de résistance. La face antérieure du rectum est fixée à la tumeur, la muqueuse peut être cependant déplacée ; cette muqueuse est très épaissie sur une hauteur de 8 à 10 centimètres, elle donne la sensation veloutée de l'œdème. Le doigt retiré du rectum ramène des glaires blanchâtres abondantes. Le cathétérisme urétral est possible avec un Nélaton 16.

Les signes fonctionnels concordent bien avec les signes physiques. La dysurie s'explique par la compression prostatique. La diarrhée glaireuse est sous la dépendance de la rectite. Le diagnostic d'abcès pelvien appendiculaire est posé, et un drainage par le rectum décidé. Celui-ci est pratiqué le 28 août. Opération (le Dr Gauthier suppléant le Dr Tixier).

Position périnéale inversée. Dilatation de l'anus avec les doigts, valve antérieure sur le rectum. Dépression de la paroi postérieure de celui-ci avec les doigts de la main gauche. L'œil aperçoit facilement la voussure formée par l'abcès. Le doigt repère la prostate refoulée en bas et en avant vers la symphyse pubienne. Au-dessus d'elle, à 5 centimètres environ sur la ligne médiane, le rectum est incisé verticalement aux ciseaux sur une étendue de 5 à 6 centimètres. Une fois le rectum incisé, on tombe sur une coque dure, que les ciseaux entament à peine. On traverse 2 centimètres de coque, et on arrive ainsi sur le liquide. Il s'échappe environ un grand verre de pus fétide. Le doigt cherche l'appendice et ne le trouve pas ; cette recherche a été discrète, on n'insiste pas.

Un drain debout est mis dans l'incision de l'abcès : il est repéré par un long fil de soie pendant à l'anus.

Pas de lavage. Pas de lavements les premiers jours. Pas d'opium, alimentation faible.

Dès le lendemain, le malade urine facilement et se déclare bien soulagé.

L'abcès se vide bien par l'anus ce jour-là et les suivants. Pas d'hémorragie.

Le 2 août, première selle qui entraîne le drain. On place alors un drain en croix. On constate que l'abcès a diminué d'un bon tiers. Un lavement journalier sous faible pression est ordonné. La température est tombée à la normale en deux jours.

Le 9 août, l'état général étant excellent, les sécrétions de l'abcès étant d'ailleurs faibles, on autorise le malade à se lever. Il gardera son drain encore quelques jours.

Le 17 septembre, la sécrétion de l'abcès étant presque tarie, le drain est enlevé.

Il est très bien resté en place, malgré les lavements et bien que, depuis huit jours, le malade ait une selle quotidienne. La défication n'est d'ailleurs pas gênée par ce corps étranger. Le drainage a été maintenu pendant trois semaines.

Le 18 août, ce malade repart en excellent état. Il a bon appétit, la défécation et la miction sont normales. La coque de l'abcès a la dimension d'une petite pomme située au-devant du rectum.

Le 2 janvier 1904, trois mois et demi après la sortie de l'hôpital, le malade est revu. La santé est bonne. Il exerça facilement son pénible métier de serrurier-ajusteur. Il pèse 72 à 73 kilogrammes soit 3 kilogrammes de plus qu'avant la maladie du mois d'août. Toutes ses fonctions s'effectuent à merveille.

Le toucher rectal ne révèle aucune trace de l'abcès pelvien et de l'intervention provoquée. La muqueuse rectale glisse sur la musculeuse aussi haut que puisse aller le doigt explorateur.

La fosse iliaque est libre.

Voilà l'observation telle qu'elle a été publiée dans les *Archives générales de médecine* par MM. Tixier et Gauthier. Elle est particulièrement intéressante, parce qu'on a pu suivre le malade et qu'elle a donné la valeur de la méthode à longue échéance dans un certain nombre de cas. Le malade s'est en effet représenté avec une récidive de son affection. Voilà, en effet, le complément de l'observation :

Le malade redevint bien portant jusqu'à ces derniers jours. Il eut subitement lundi, à la suite, dit-il, d'une indigestion, une nouvelle crise que l'application de la glace modéra rapidement ; il vomit une fois. Actuellement, il n'est pas constipé. Son facies n'est pas bien abattu. Il n'éprouve pas au niveau de la fosse iliaque droite de douleur vraie, mais une sensation de pesanteur. La pression au point de Mac-Burney ne produit qu'une douleur modérée. A la palpation, on sent un plastron ovalaire se dirigeant en dedans du pubis jusqu'au pubis obliquement. Température 38°2, pouls 88.

13 septembre 1904. Opération.

Incision très basse. Infiltration de la paroi se prolongeant sur le côté latéral droit et même sur la face antérieure de la vessie. On recherche l'épigastrique qu'on lie. On trouve plusieurs poches de pus, ablation d'un plastron lardacé épiploïque dans lequel on ne trouve pas l'appendice.

Par le toucher rectal on effondre l'ancienne cavité sans cependant la faire communiquer avec la nouvelle.

On draine la poche pelvienne, on lave la rectale.

Cette observation est intéressante parce qu'elle montre l'inconvénient de la méthode. Elle ne permet pas la ligature de l'appendice ni son extirpation. Elle expose, par conséquent, le malade à des récidives, mais il n'en demeure pas moins vrai que la voie abdominale est une voie mauvaise pour rechercher un appendice bas situé. Aussi, généralement ne le trouve-t-on pas.

---

# CONCLUSIONS

I. La laparotomie rectale, professée pour la première fois par les chirurgiens américains et bien étudiée à Lyon, est le meilleur procédé de drainage du péritoine dans le cas d'appendicite pelvienne ou de péritonite généralisée quand le malade ne peut supporter l'anesthésie.

II. Si l'on se trouve en présence d'un abcès iliaque volumineux avec un faible diverticule pelvien, l'incision de Roux est suffisante, avec contre-ouverture rectale si c'est nécessaire.

III. Si on ne trouve que peu de symptômes du côté de la fosse iliaque, si le malade présente de la rectite avec glaires sanguinolentes, le toucher rectal devra être pratiqué avec soin. S'il montre la présence d'un abcès, laparotomie rectale simple.

IV. Le drainage, pour être suffisant, s'effectuera avec des tubes en croix.

V. Si on a affaire à une femme, on peut aborder sans grand dommage la collection par le vagin. Si l'opération n'est pas possible, laparotomie rectale.

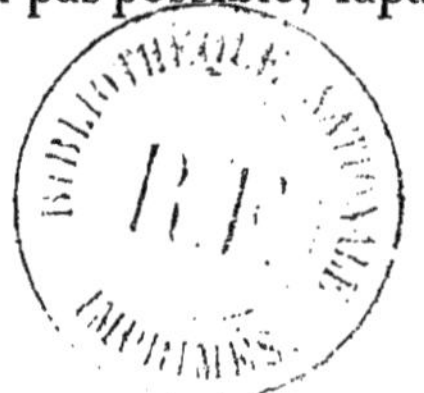

# INDEX BIBLIOGRAPHIQUE

1887. Kylord, Répertoire universel d'obstétrique et de gynécologie.
1890. Goerster, New-York medical Journal (juillet).
— Stimson, New-York medical Journal (octobre).
— Reclus, Revue de chirurgie.
— Richelot, Société de chirurgie.
1891. Benoit, th. Paris.
— Mariage, th. Paris.
— Martinez, th. Paris.
1892. Margery, th. Lyon.
— Clado, Mémoire de la Société de chirurgie.
— Donat et Jaboulay, Revue de chirurgie.
1895. Velten, th. Lyon,
1896. Delore, Lyon médical.
— Dormoy, De l'appendicite à forme pelvienne (th. Lyon).
1898. Jaboulay, Drainage des collections pelviennes par le péritoine, 29 mai 1898, Lyon médical.
— Molin, Quatre cas de péritonite traitée par l'incision rectale (Province médicale, 1898).
— Ouin, th. Lyon.
— Monod et Vanverts (Archives générales de médecide, 1898.
1902. — Technique opératoire.
— Broca, Rapport au Congrès de Bruxelles.
— Sonnenburg, Rapport au Congrès de Bruxelles.

1903. Roux, Les indications opératoires dans le traitement de l'appendicite (Presse médicale, 9 septembre).
— Bérard et Patel, Revue de gynécologie et de chirurgie abdominale, n° 5.
1904. Rivière, Appendicite pelvienne drainée par le rectum. Gazette des hôpitaux, février 1904.
— Tixier et Gauthier, Quatre cas d'abcès appendiculaires traités par la voie basse (Archives générales de médecine, 10 mai 1904).
— Chaput, Bulletin de la Société de chirurgie, 1904.
— Lejars, Chirurgie d'urgence, 4e édition.
— Forgues et Reclus, Traité de thérapeutique chirurgicale.



Lyon. — Imprimerie A. REY, 4, rue Gentil. — 37939

www.ingramcontent.com/pod-product-compliance
Ingram Content Group UK Ltd.
Pitfield, Milton Keynes, MK11 3LW, UK
UKHW021614260726
13994UKWH00003B/1003

9 782329 147543